© Copyright 2019 by Stella Perry – Derechos reservados.

Este libro se ha imprimido con la finalidad de proporcionar una información lo más precisa y fiable posible. Sin embargo, la compra de este libro puede considerarse como un consentimiento al hecho de que tanto el editor como la autora de este libro no son expertos en los temas tratados, y que cualquiera de las recomendaciones o sugerencias que se hacen en él lo son únicamente con fines de entretenimiento. Se debería consultar a profesionales antes de llevar a cabo alguna de las actividades propuestas en él.

Esta declaración se considera válida en Derecho por parte de la American Bar Association y el Committee of Publishers Association, y es legalmente vinculante en Estados Unidos.

Además, la transmisión, duplicación o reproducción de cualquier parte de esta obra, incluso de una información concreta, será considerada un acto ilegal, independientemente de si se realiza electrónicamente o de forma impresa. La legalidad se extiende a la creación de una segunda o tercera copia de esta obra, o una copia grabada, que solo se permitiría con el consentimiento espresso y escrito del Editor. Todos los demás derechos están reservados.

Se considera en general que la información de las siguientes páginas es una exposición de hechos verídica y precisa y, por tanto, cualquier negligencia, utilización o uso indebido de esta información por parte del lector podrá conducir a hechos derivados únicamente de su propia responsabilidad. No existe ninguna circunstancia en la que el editor o la autora original de esta obra pudieran ser imputados de ninguna manera por inconvenientes o daños que pudieran sucederle al seguir la información que se proporciona más adelante.

Así mismo, la información que se encuentra en las páginas siguientes tiene una finalidad únicamente informativa y, por tanto, debe considerarse como universal. Tal como corresponde a su naturaleza, no se asegura que la información presentada tenga una validez continua o una calidad provisional. Las marcas mencionadas lo son sin consentimiento escrito y, por tanto, su aparición no puede considerarse como un respaldo por parte del fabricante de la marca.

ISBN: 978-1-953714-05-3

TOSTAR, PREPARAR Y MÁS

Cómo disfrutar de un café más allá de su rutina mañanera

Stella Perry

CONTENIDO

Introducción	**11**
HISTORIA Y ORÍGENES DEL CAFÉ	**13**
HISTORIA	14
ORÍGENES GEOGRÁFICOS Y DIFUSIÓN	14
EL PROCESO DE FABRICACIÓN DEL CAFÉ	**17**
CÓMO SE CULTIVA	18
CÓMO SE COSECHA	20
CÓMO SE PROCESA	21
EL COMERCIO DEL CAFÉ	**23**
EL CONSUMO TRADICIONAL DE CAFÉ	25
EL CAFÉ PROCEDENTE DEL COMERCIO JUSTO	27
PROBLEMAS Y PRÁCTICAS	28
MEDIOAMBIENTALES	28
CÓMO SE TUESTA EL CAFÉ	**33**
¿Qué es el tueste del café?	34
TIPOS DE CALOR UTILIZADOS EN EL TUESTE DEL CAFÉ	35
CUÁNDO SE PUEDE DECIR QUE EL CAFÉ HA TERMINADO SU PROCESO DE TUESTE	36
DIFERENTES NIVELES DE TUESTE	36
COMPRAR UN TOSTADOR	37
CÓMO TOSTAR CAFÉ EN GRANO EN UN TOSTADOR	39
TOSTAR CON SEGURIDAD	40
CONSEJOS Y TRUCOS DURANTE Y DESPUÉS DEL TUESTE	40
TOSTAR CAFÉ EN CASA	**43**
DÓNDE COMPRAR GRANOS VERDES	44
DE CAFÉ	44
COSAS QUE NECESITARÁS	46
TUESTE AL HORNO	47
MÁQUINA DE PALOMITAS DE MAÍZ	49
ENFRIADO Y ESPERA	51
CÓMO COMPRAR Y CONSERVAR EL CAFÉ	**53**
EN GRANO O MOLIDO	54
CAFÉ EN GRANO	55
CAFÉ MOLIDO	55
FECHA DE TUESTE	56
INFORMACIÓN DEL TOSTADERO	58
ORIGEN	59
OPCIONES DE CONSERVACIÓN	60
CÓMO DEGUSTAR EL CAFÉ	**63**

ASPÍRALO	64
SÓRBELO LENTAMENTE	65
BÉBETELO	67
PALADÉALO	68
LA BUENA MOLIENDA DEL CAFÉ	**71**
ELIGE EL MOLINILLO ADECUADO	73
ELIGE EL ADECUADO NIVEL DE MOLIENDA	74
EXISTEN TRES TIPOS DE MOLIENDA	75
MOLER CAFÉ SIN MOLINILLO	77
FORMAS DE PREPARACIÓN	**79**
PRENSA FRANCESA	81
POUR OVER	82
CAFÉ TURCO	83
CAFETERA EXPRÉS	84
PERCOLADOR Y CAFÉ DE COWBOY	85
ELEGIR EL AGUA ADECUADA PARA PREPARAR EL CAFÉ	**87**
AGUA BLANDA O DURA	88
AGUA DEL GRIFO FILTRADA	89
AGUA EMBOTELLADA	90
AGUA DE ÓSMOSIS INVERSA	90
LA EXPERIENCIA DEL Espresso: NO TODOS LOS GRANOS SON IGUAL	**93**
¿EN QUÉ SE DIFERENCIA EL ESPRESSO DEL CAFÉ?	94
ELEGIR EL ESPRESSO ADECUADO	96
CÓMO PREPARAR UN Espresso	98
COMBINAR EL ESPRESSO Y LA LECHE	**101**
LATTES	102
CAPPUCCINOS	104
MACCHIATOS	106
HACER UN ESPRESSO MACCHIATO TRADICIONAL	107
HACER UN MACCHIATO AMERICANO	107
CÓMO HACER LATTE ART	**109**
LO QUE NECESITAS	110
DISEÑOS SENCILLOS PARA PROBAR EN CASA	111
CONSEJOS ÚTILES	113
AMPLIANDO LOS HORIZONTES	**115**
BEBIDAS A PARTIR DEL CAFÉ	116
POSTRES A PARTIR DEL CAFÉ	119
CONCLUSIÓN	123

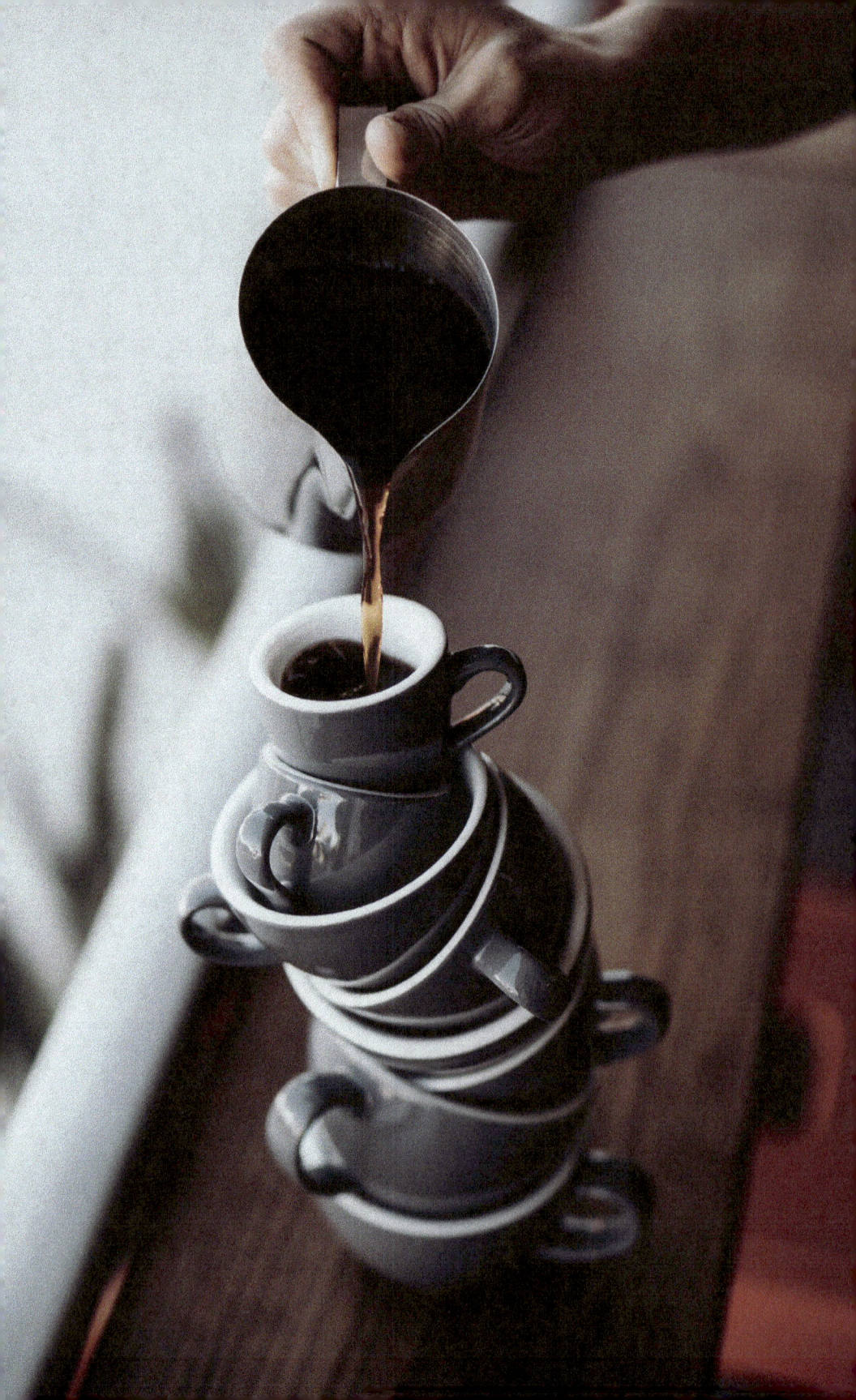

Introducción

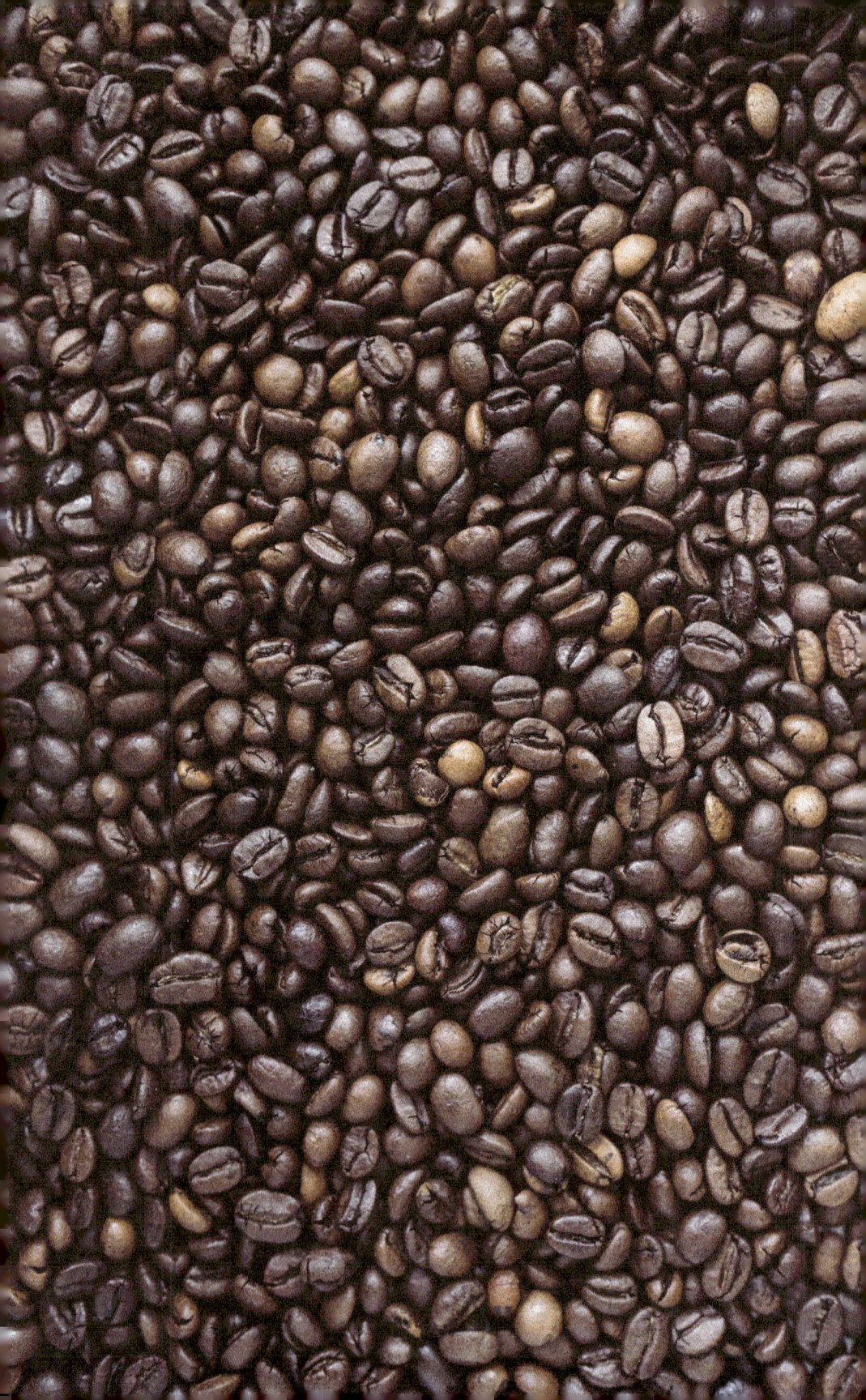

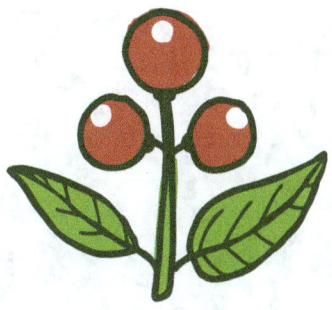

¿Alguna vez has deseado saber más sobre el café, o ampliar un poco tus horizontes? Si es así, has venido al lugar correcto. Tanto si eres un apasionado del café como si solo te estás iniciando en el mundo de disfrutar de un café mañanero, tenemos toda la información que necesitas para aprender más sobre el café, desde el grano hasta la taza —y más allá.

¿QUÉ ES EL CAFÉ?

La palabra "café" se puede referir tanto a la planta del café como al grano de café o a la bebida que se prepara a partir de este grano. Sin embargo, casi siempre este término se emplea para referirse a la bebida.

El café se hace, en primer lugar, recolectando los granos de la planta del café. Después los granos se dejan secar, se procesan y se tuestan a la temperatura perfecta con el fin de crear diferentes calidades de tueste y sabores. Estos granos se infusionan con agua caliente para crear la bebida que todos conocemos y amamos.

Hay mucho más sobre el café que la simple taza que te tomas cada mañana. En este libro vas a aprender todo lo que siempre habías querido saber: de dónde viene el café, cómo se hace, y que puedes hacer con los granos una vez que los hayas comprado.

Por tanto, ¡vamos a empezar!

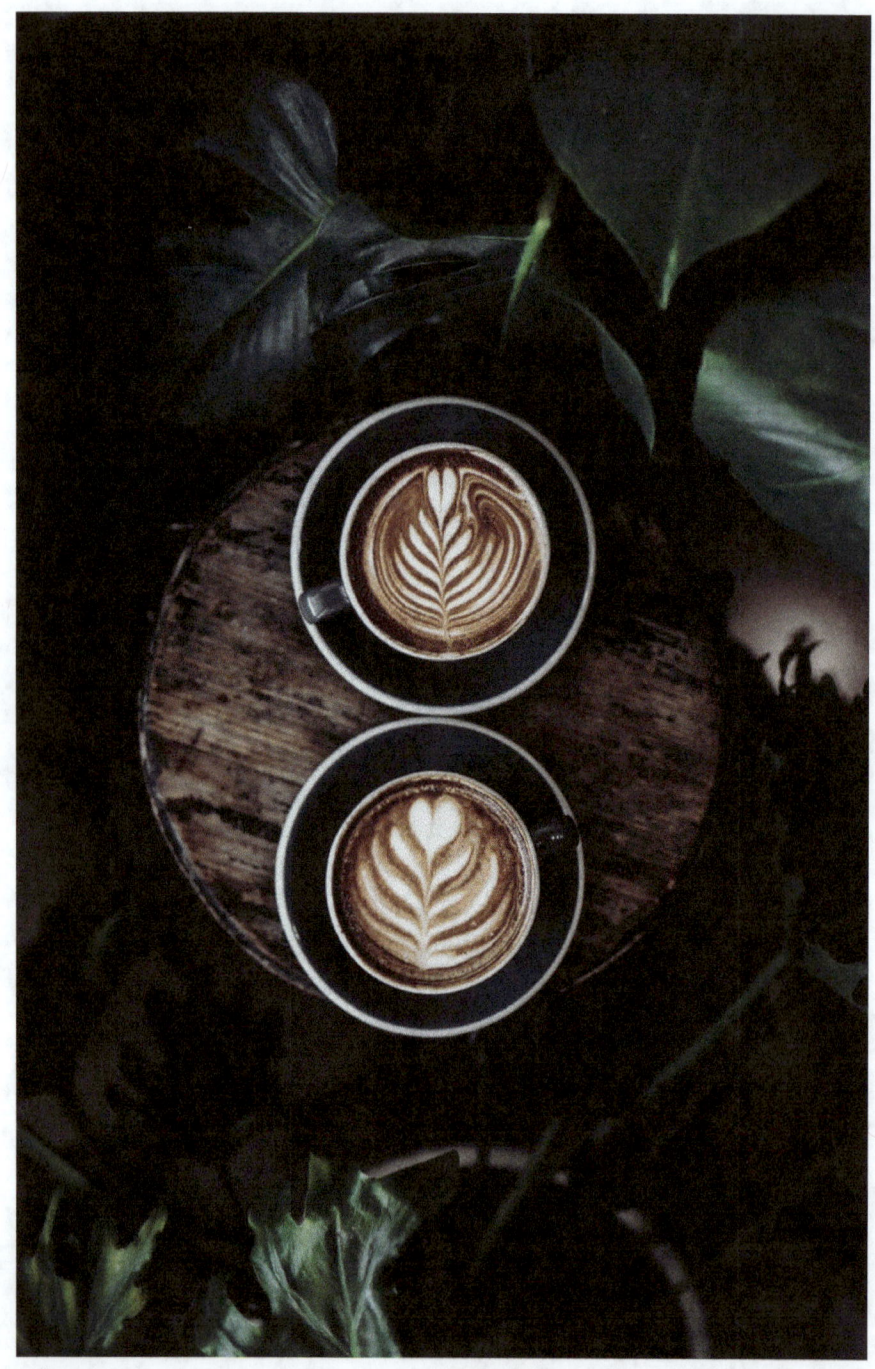

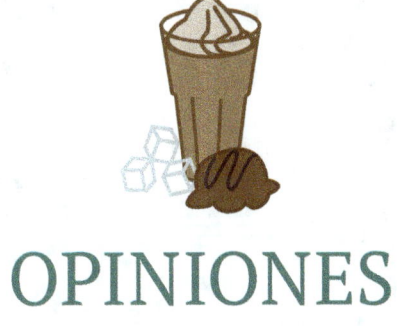

OPINIONES

Las opiniones y comentarios ayudan a la autora a mejorar este libro. Si disfrutas de este libro, estaríamos muy agradecidos si pudieras tomarte unos minutos para compartir tu opinión y enviar un comentario a Amazon.

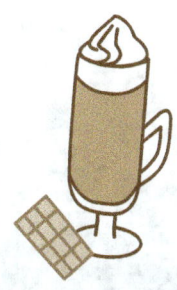
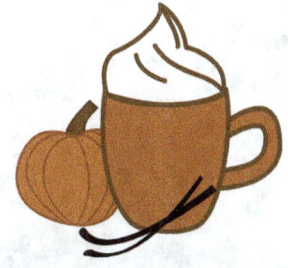

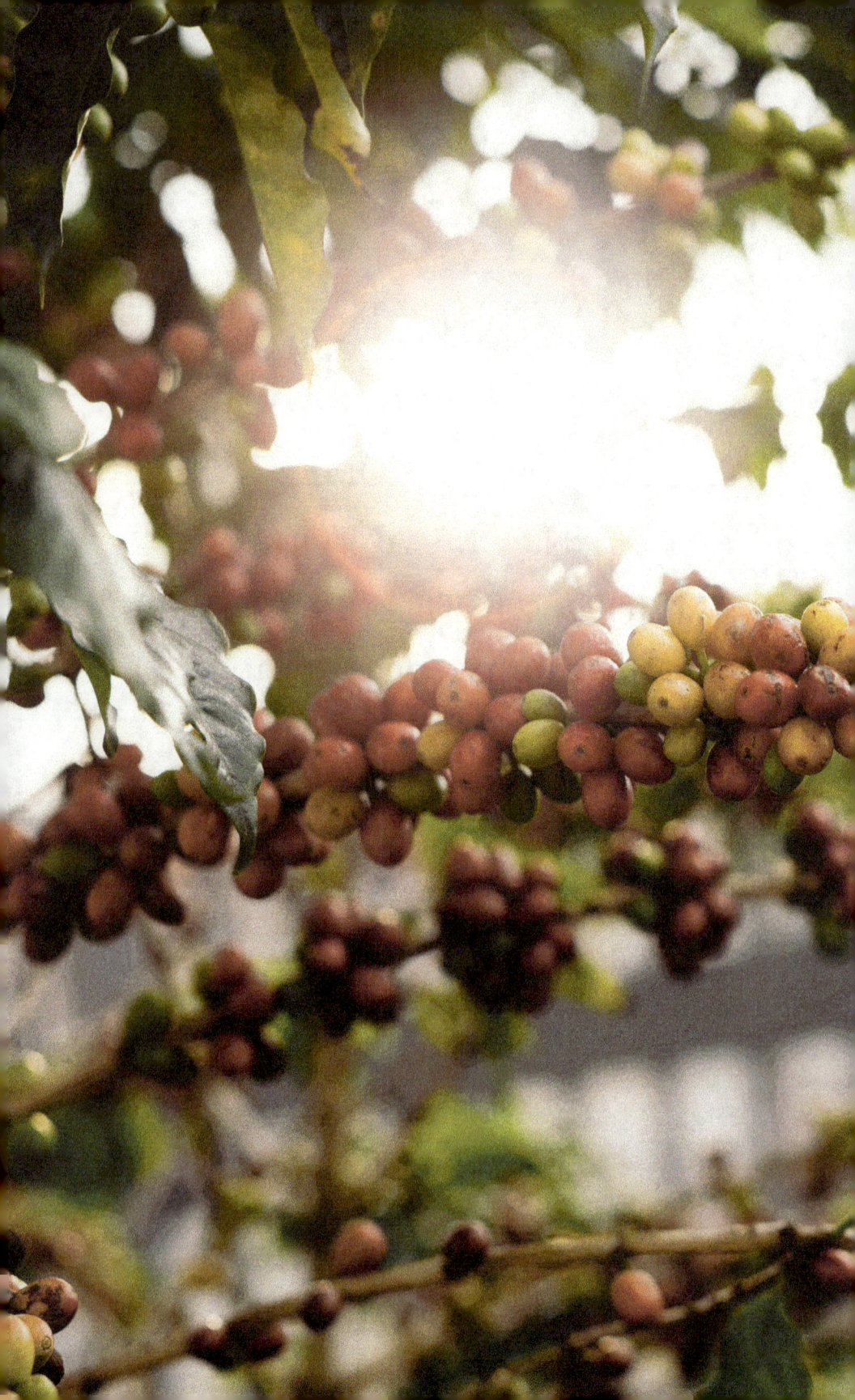

HISTORIA Y ORÍGENES DEL CAFÉ

El café está presente desde hace mucho tiempo.

Sus orígenes se remontan al siglo XV, aunque es posible que ya estuviese presente incluso en tiempos anteriores. En este capítulo, echaremos un breve vistazo a la historia y orígenes de esta bebida clásica

HISTORIA

Muchos estudiosos creen que el café ha existido durante mucho más tiempo de lo que atestiguan las fuentes escritas, y se piensa que tuvo sus orígenes en Etiopía. Los testimonios escritos también apuntan a Yemen como uno de los primeros lugares donde se introdujo el café, aunque no tardó mucho en extenderse Oriente medio y más allá. Cuando los exploradores europeos comenzaron a viajar por el Oriente Medio, se encontraron con el café y lo trajeron también a sus propias tierras.

Incluso en sus primeros momentos el café se consumía ya en negocios de café o en residencias particulares. De esta forma, el café ha estado siempre en el centro de muchas experiencias sociales. Por desgracia, esto hizo que algunos líderes religiosos creyeran que el café era satánico, lo que provocó algunas prohibiciones del café en diversas partes del mundo.

ORÍGENES GEOGRÁFICOS Y DIFUSIÓN

Aunque no hay forma de conocer con seguridad cuándo se utilizó por primera vez el café como bebida, muchos mitos en torno a esta bebida sugieren que fue descubierto por un sufí (un místico islámico). Según esta leyenda, descubrió unos pájaros con un exceso de energía, y decidió probar a comerse los granos que habían consumido con el fin de tener esa misma energía. A partir de ahí habría nacido el primer conocimiento del café y de sus propiedades.

La popularidad del café se extendió a Egipto y a todo el Oriente medio, y pronto llegó a India, Persia y África. Durante mucho tiempo se relacionó con determinadas prácticas religiosas, sobre todo en los países islámicos. Pronto se popularizó también en Italia, Asia y América. A pesar de su prohibición temporal por parte de la Iglesia católica, terminó afianzándose y al final se convirtió en la extendida y apreciada bebida que es hoy.

"El café ha estado siempre en el centro de experiencias sociales desde el primer momento que se disfrutó"

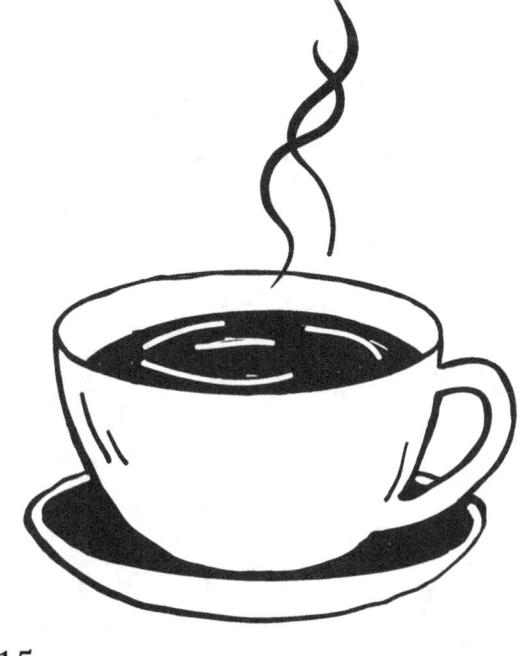

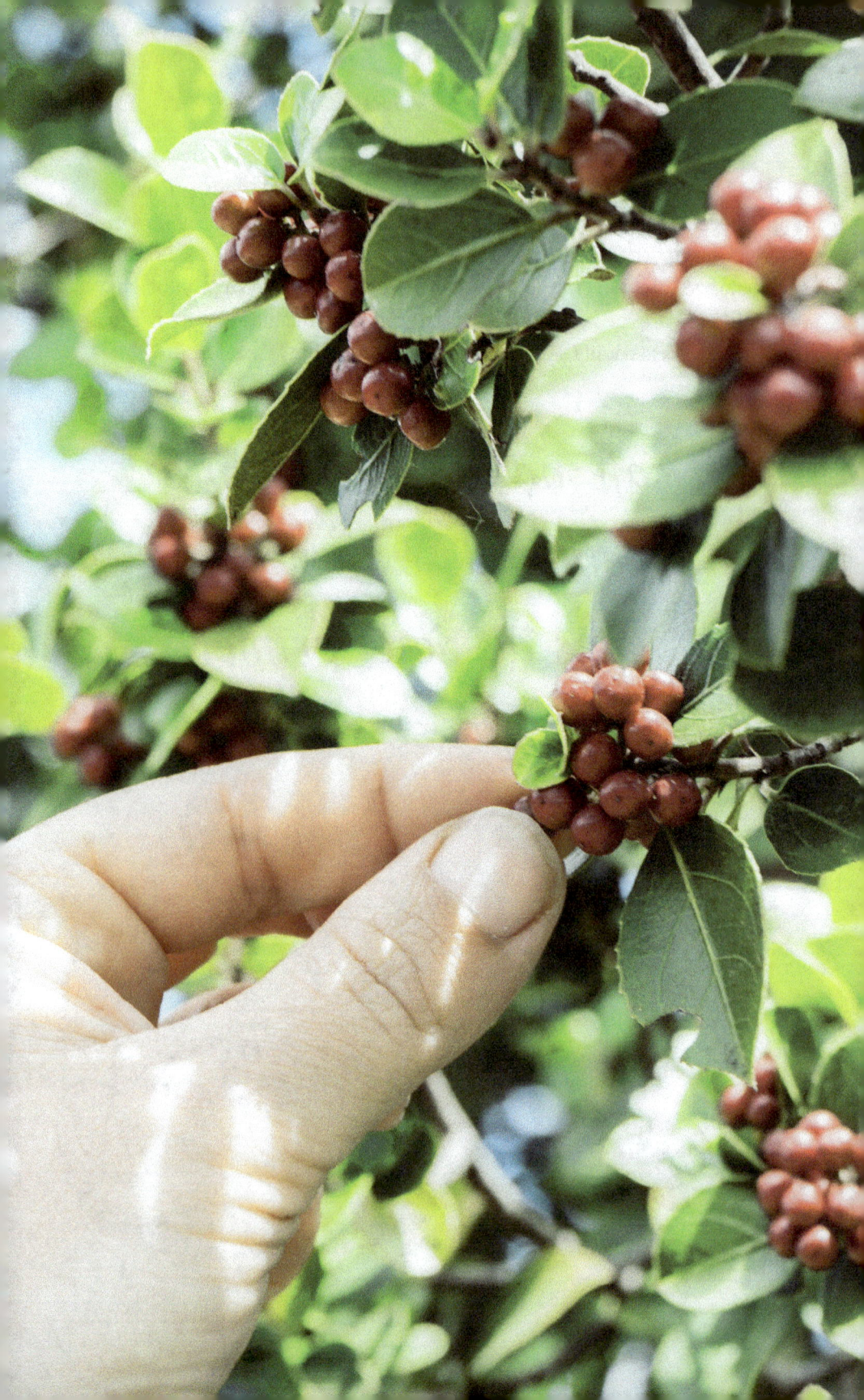

EL PROCESO DE FABRICACIÓN DEL CAFÉ

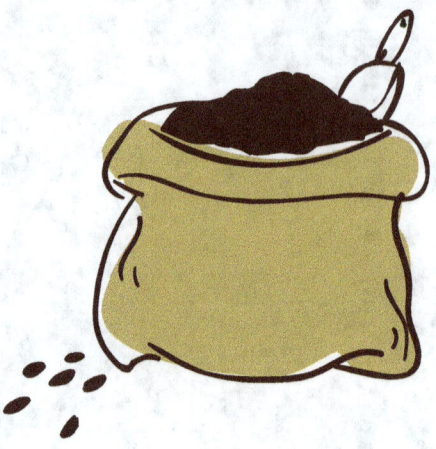

El proceso de fabricación del café

comienza con los agricultores que cultivan el grano, una actividad más complicada de lo que parece. Se requiere de un profesional que sepa y conozca las plantas del café (cafetos) lo suficiente como para hacer de su producción su medio de vida. Sin embargo, también el consumidor ocasional de café puede beneficiarse de unos conocimientos extras sobre lo que exige cultivar y recolectar el café antes de que se venda a los importadores o exportadores. En este capítulo vamos a echar una rápida ojeada a cómo se cultiva, se recolecta y se procesa el café con el fin de prepararlo para su venta y llevarlo a las estanterías de los comercios y las cafeterías de todo el mundo.

CÓMO SE CULTIVA

Existen dos tipos diferentes de cafetos que crecen en forma de arbustos o árboles, aunque una de ellas es más conocida y utilizada que la otra. *Coffea robusta* es la mejor conocida de las dos. Se cultiva y se emplea preferentemente en África y Vietnam, y tiene un sabor mucho más amargo y rico que el otro tipo de café. A pesar de que solo el 30% aproximadamente del café que se vende y se consume en el mundo procede de la planta *robusta*, algunos países están empezando a engancharse a su especial sabor. En algunos casos ambos tipos de grano se mezclan con el fin de salirse un poco de lo clásico.

El otro tipo de cafeto es Coffea arabica, que está mucho más extendido. Si miras prácticamente cualquier saco de café, es bastante posible que veas la palabra "arábica", ya que este es el tipo de planta del que probablemente proceden tus granos. Los granos de arábica constituyen el 70% del café que se vende en el mundo, y tienen un sabor mucho más suave que el de la planta robusta. Cuando tratemos en este libro sobre el tostado del café, la preparación y su degustación nos estaremos refiriendo a la variedad arábica, a menos que se indique lo contrario.

El café se cultiva en un área llamada *Cinturón del café*, que tiene el clima perfecto (más tropical) para el cultivo de estas plantas. Los cafetos no pueden cultivarse en casi ninguna otra parte del mundo, por lo que su producción está muy limitada. Las plantas se cultivaban tradicionalmente a la sombra de grandes árboles con el fin de empujarlas a crecer lo más saludables y altas que fuera posible, e incrementar la producción de grano por planta. Sin embargo, como la demanda de café ha crecido por todo el mundo, han surgido otras plantas más tolerantes al sol. Una característica significativa de estos cafetos tolerantes al sol es que la luz solar reduce la incidencia de plagas de hongos que pudieran perjudicar la planta y reducir el volumen de la cosecha.

Los granos de café son inicialmente verdes cuando aparecen por primera vez. Si se dejan sin recolectar, se van volviendo de color amarillo y después rojo. Se recogen en gran parte cuando alcanzan un color rojo intenso. En general, se tardan dos o tres años hasta que un cafeto puede dar grano.

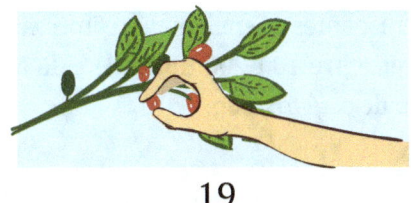

CÓMO SE COSECHA

La cosecha del café es una labor muy intensa que exige mucho trabajo y esfuerzo. Sólo la etapa de la cosecha supone la mayor parte de todo el proceso de producción de café. Los granos se ponen verdes al principio, y más tarde se recolectan a mano cuando ya están maduros. Es una tarea en la que se emplea mucho tiempo, ya que los arbustos de café son tan largos que encontrar todos los granos de una planta puede ser complicado. Por otro lado, no es muy común que los granos de café se recolecten a máquina, ya que esto puede dañar seriamente a las mismas plantas e incluso a las selvas de alrededor. Como el café se cultiva en áreas frecuentemente montañosas, solo en emplazamientos muy planos se pueden recolectar los granos a máquina.

Los granos de café se recolectan normalmente una vez al año, aunque esto puede variar dependiendo de la localización y del tamaño de la plantación concreta. En algunas partes del mundo, el clima es tan favorable al cultivo del café que las plantas producen grano dos veces al año en lugar de una sola, como en Colombia, Etiopía y Kenia.

Cuando el grano se recolecta a máquina se suele hacer mediante bandas de arrastre. Este proceso arranca todo el fruto del arbusto del café de una vez. Sin embargo, cuando se recolecta a mano, se recogen solo los granos que están maduros, por lo que el proceso de selección es más preciso. En la recogida a mano, a los recolectores se les asigna una planta concreta en la que trabajar durante unos cuantos días, y después cambian a otra planta. Esto les permite a los granos de una misma planta el poder madurar y ser recolectados en el momento oportuno, y también facilita que se pueda comprobar la idoneidad de los granos.

Una vez que la jornada de recolección ha terminado se pesa la producción de cada recolector particular antes de enviarse a su procesamiento. Un recolector experto puede recoger entre 100-200 libras de café al día, lo que supone 20-40 libras de grano de café tostado.

CÓMO SE PROCESA

Como los granos de café comienzan a deteriorarse en cuanto se les arranca de sus plantas, es importante empezar su procesamiento inmediatamente cuando han sido recogidos. La técnica de procesamiento más extendida se llama método de secado, en el que se dejan secar al sol las remesas de grano sobre unas lonas. Mientras hay sol, se remueven los granos, se rastrillan y se remueven, con el fin de hacer que se sequen uniformemente y se evite cualquier descomposición que pudiera ocurrir. Cuando cae el sol, se les cubre, con el fin de evitar que les alcance la lluvia o el rocío.

Una finalidad importante del secado de los granos en la fase de procesamiento es reducir la humedad del interior de los granos al 11%. Por debajo de este nivel el grano pierde sabor, y por encima de él puede reblandecerse. El método de secado en el procesamiento del café puede a veces tardar semanas en completarse, sobre todo si el clima está muy húmedo o hay humedad en el exterior en ese momento.

Otra clase de procesamiento del café se conoce como método húmedo. En esta técnica se extrae la pulpa del interior del grano del café una vez que se ha cosechado. Esto se realiza con una máquina que separa la pulpa interior de la cáscara exterior. Este proceso produce un desecho de pulpa de café, pero en muchos cafetales respetuosos con el medio ambiente y sostenibles la pulpa se emplea como fertilizante natural para mejorar la producción de café del año siguiente.

Una vez que se ha extraído la pulpa. se clasifican los granos mecánicamente de acuerdo con su peso y su tamaño. Desde allí se les introduce a contenedores con agua donde se remojan por un día o dos para poder quitarles la cáscara exterior. Esto hace fermentar a los granos, dejándoles con la textura ideal para un final secado y acabado. Este proceso no es posible en países donde hay frecuentes sequías, por lo que es menos común en algunas partes del mundo.

Sea cual sea el método empleado, al final se descascarillan los granos mecánicamente. En esta etapa también se les refina a máquina. El paso final es clasificarlos por peso y tamaño otra vez, y rechazar cualquier grano que tenga defectos significativos. Esto se hace habitualmente a mano, pero también puede realizarse a máquina. La decisión depende del cafetal concreto o del productor. Cuando se termina todo el proceso, el grano verde ya está listo para ser tostado.

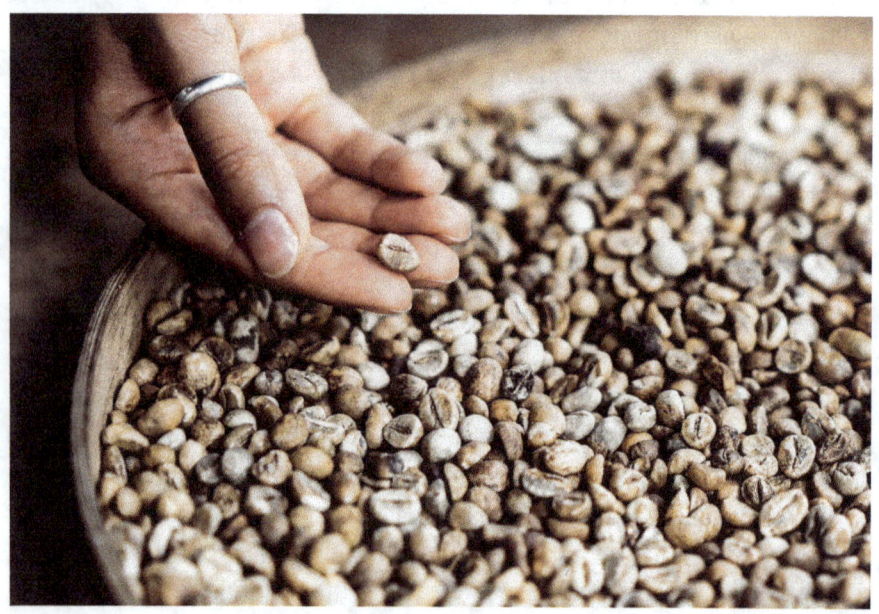

EL COMERCIO DEL CAFÉ

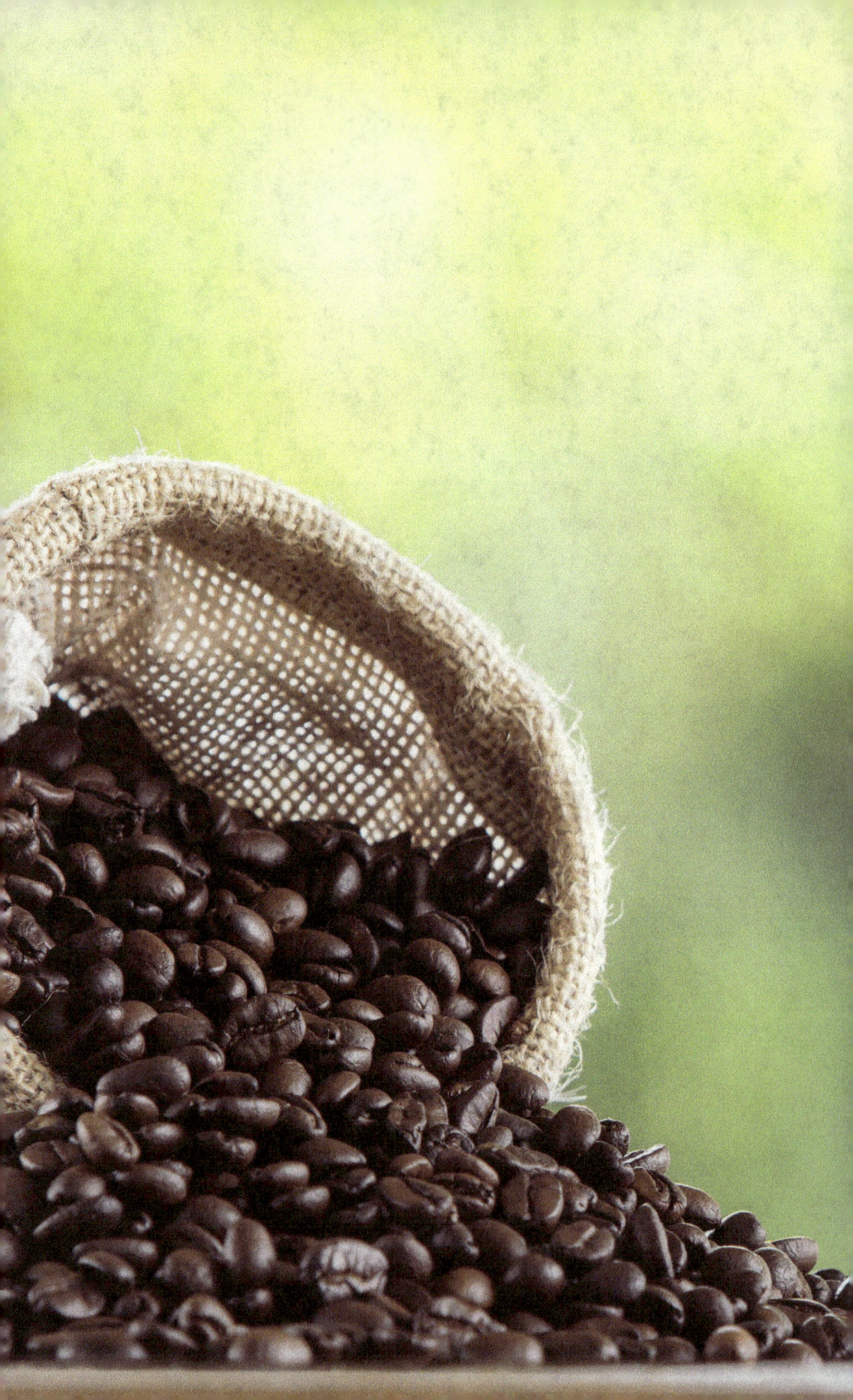

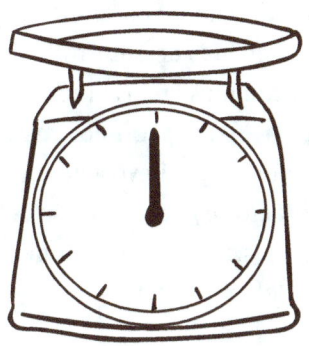

No es ningún secreto que el café es una de las bebidas más populares a nivel mundial. Le encanta a personas de todo el mundo, y le ha encantado desde hace mucho tiempo. Por todo esto, el café es un producto básico muy reconocido, en segundo lugar después del petróleo. Cuando deseamos saberlo todo sobre el café, es importante conocer todos los aspectos de su comercio, y es preciso reconocer que existen elementos favorables y adversos. En este capítulo vamos a tratar el comercio del café en secciones sencillas pero completas con el fin de ver mejor de dónde viene tu café.

EL CONSUMO TRADICIONAL DE CAFÉ

El café es producido por pequeñas empresas, agricultores y productores que abastecen a la gran mayoría de proveedores de todo el mundo. Se localizan mayoritariamente en Sudamérica, pero también se pueden encontrar en otras zonas. El proceso de cultivo del café es muy extenso y requiere una gran cantidad de mano de obra para llevarlo a cabo. A pesar de ello, el café se comercia regularmente por todo el mundo, y es una valiosa mercancía producida sobre todo por países en vías de desarrollo.

Diversos acontecimientos mundiales pueden llevar a alzas o bajadas del precio del café. Cuando suceden guerras u otros eventos que inciden en el comercio, el precio del café sube. Los embargos y los nuevos acuerdos comerciales con los países en vías de desarrollo pueden también afectar al precio del café y provocar cambios en los precios. En 1986, cuando Vietnam empezó a exportar café a Estados Unidos, esto afectó fuertemente al comercio cafetero brasileño, lo que llevó a algunos agricultores brasileños a dejar sus trabajos y contactos con el comercio del café. Por supuesto, esto también condujo a una cuestión de oferta y demanda que más adelante provocó una fluctuación del precio del grano.

Tanto las cafeterías locales como las cadenas de cafeterías tipo Starbucks afectan también al precio del grano. Estos negocios pueden vender café y bebidas basadas en el café a un precio mucho más alto del valor de sus ingredientes y, a cambio, pagan precios distintos por los granos de café que emplean. Algunas de estas cadenas y cafeterías locales mantienen un compromiso de comprar café procedente del comercio justo, una cuestión que trataremos más adelante. Sin embargo, otras no lo mantienen, e incluso afectan a un mercado ya de por sí impredecible.

Cuando China y Rusia empezaron a tomar más café anualmente en 2016 y 2017, el precio del grano de café subió otra vez, y este incremento del precio continúa aún hoy. Esto afecta al precio de las acciones del café, que se pueden comprar y vender del mismo modo que cualquier otro tipo de acciones.

La cadena comercial del café empieza en los productores (agricultores y cafetales) que cultivan y recolectan los granos de café, y va a continuación a los exportadores e importadores que comercian transportando el café de un país a otro. Estos exportadores e importadores tienen casi todo el control de los tipos de variedades de café que se venden al final a los consumidores de todo el mundo. Por ejemplo, si los exportadores tienen un único tipo de café disponible, pero lo cargan con precios exorbitantes, los tostaderos no podrán comprarlo y, por tanto, no podrán posiblemente proporcionar un consumo amplio.

Una vez que es importado, el café pasa a manos de los tostaderos que lo procesan para que pueda ser consumido. Los tostaderos pagan precios al por mayor a los importadores por el grano, y después fijan el precio al que lo venden a distribuidores como compañías cafeteras, mercados y cafeterías. Por todo ello, los tostaderos tienden a ser los máximos beneficiarios del comercio del café.

Solo después de que los granos lleguen a los distribuidores te llegan también a ti, el consumidor. El café ha recorrido un largo viaje desde el grano hasta la taza, que no siempre ha sido fácil. Sin embargo, es un camino interesante, y puede ser bueno tomarse un tiempo para pararse y pensar de dónde viene tu café la próxima vez que compres un saco de café en grano.

El café ha recorrido un largo viaje desde el grano hasta la taza, que no siempre ha sido fácil.

EL CAFÉ PROCEDENTE DEL COMERCIO JUSTO

Existen muchos intereses asociados a la producción y venta del grano de café en todo el mundo, desde la salida hasta la meta. Tal como hemos dicho anteriormente, muchos cultivadores de café de Brasil y otros países de América del Sur se han visto forzados a dejar sus cafetales y trasladarse a vivir en condiciones desagradables y peligrosas por no poder vender su producto con un margen de beneficio duradero. Esta cuestión ha llevado a centrar la atención mundial sobre el comercio del café, como ya se reconoce hoy en todas partes.

La Organización Mundial del Comercio Justo define el comercio justo como una colaboración que indica que el verdadero comercio justo debe incluir "diálogo, transparencia y respeto", y que debe mejorar las condiciones de los trabajadores que se ven impactados negativamente por la situación del mercado y sus prácticas habituales. Las organizaciones que se centran en productos de comercio justo trabajan para promover cambios positivos en el clima del comercio del café mientras se ofrece satisfacción a los clientes. La certificación de comercio justo se puede aplicar a otros productos, pero el café es uno de los más conocidos, y es también uno de los productos que han dado a conocer mejor este término.

El comercio justo permite que los productores del café puedan comunicarse con los importadores y negocien un mejor beneficio para ellos. A los productores se les paga una tarifa plana por sus granos de café y, a cambio, los importadores y exportadores les ayudan a reducir su deuda, de tal forma que puedan seguir cultivando su producto.

Para obtener el certificado de comercio justo, un cafetal debe asumir determinadas normas. Sin embargo, este no es el único paso exigido, y algunos cafetales que cumplen estas normas no pueden obtener el certificado de comercio justo porque no pueden permitirse el alto coste de obtener esta certificación. Por esta razón, algunas personas creen que el comercio justo no es tan beneficioso a largo plazo, y que en realidad sólo ayuda a grandes empresas que no hacen mucho por ayudar a los pequeños cultivadores.

PROBLEMAS Y PRÁCTICAS MEDIOAMBIENTALES

Existen muchas cuestiones y preocupaciones medioambientales relacionadas con la producción del café. Conforme los consumidores de café van tomando más conciencia medioambiental, estas preocupaciones han ido saliendo a la luz. Mientras no todos los consumidores se paran a pensar sobre el impacto medioambiental de sus compras de café, otros sí lo hacen, y es importante conocer cuáles pueden ser estos impactos antes de hacer una compra.

Los cafetales y grandes plantaciones de América del Sur han proporcionado históricamente un hábitat seguro y apartado para muchas especies de insectos y pájaros que viven a la sombra de los cafetos o árboles del café. Estas plantaciones son similares a pequeñas selvas, y son partes importantes de los ecosistemas de los países en que están ubicadas. Estas plantaciones son gestionadas de acuerdo con métodos anticuados y tradicionales, utilizando residuos de la producción del café como fertilizantes y empleando control de plagas que no necesitan productos químicos. No usan fertilizantes, y a veces también cultivan bananeros que proporcionan sombra suficiente para el crecimiento de los cafetos, así como alimento para sí mismos y sus familias. Este método tradicional del cultivo del café cambió cuando Estados Unidos pagó a estos países y productores para que actualizaran sus métodos a otros más avanzados. Mientras estos nuevos métodos indican que el café puede ser producido más rápidamente, también ocasionan gran daño a las selvas y a la vida vegetal y animal de aquellas áreas. Otra preocupación importante es el cambio climático que, en caso de que provoque un aumento de la temperatura en las áreas productoras de café, significaría una amenaza grave para el comercio del café. Reemplazar la tonalidad natural de cafetos y bananeros con otros métodos de cultivo más modernizados puede destruir los hábitats de muchas especies de aves e insectos que consideran los cafetales como sus propios hogares.

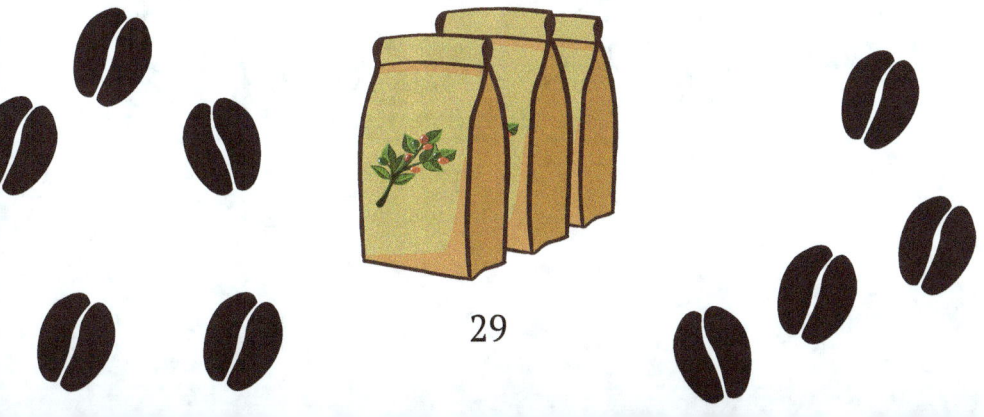

Además, los nuevos métodos usados, que incluyen el cultivo al sol, exigen fertilizantes químicos y pesticidas para poder funcionar correctamente. Estos productos químicos contribuyen a aumentar la contaminación de las aguas subterráneas, de superficie, y las aguas de granjas colindantes, y podrían llevar a una posterior destrucción del hábitat por toda América Latina. Conforme estos métodos van siendo usados, la calidad del suelo disminuye y la deforestación se extiende rápidamente.

Este problema persiste incluso hoy, a pesar de que ya ha sido ampliamente reconocido como un asunto de agenda desde hace cierto tiempo. Solo en los últimos años los gobiernos locales y extranjeros involucrados en el comercio del café han intentado reparar el daño causado por la modernización de la producción del café. Hoy día, algunos agricultores ofrecen mayores precios por el cultivo del café por medio de prácticas respetuosas del medio ambiente. Otros cafés reciben una certificación de protectores de las aves, ecológicos, o cultivados a la sombra para demostrar que son cultivados utilizando métodos más ecorresponsables de cultivo y recolección. Muchos consumidores de café, así como organizaciones y corporaciones, tienen la esperanza de que, en un futuro, los cafetales podrán volver a sus raíces sostenibles.

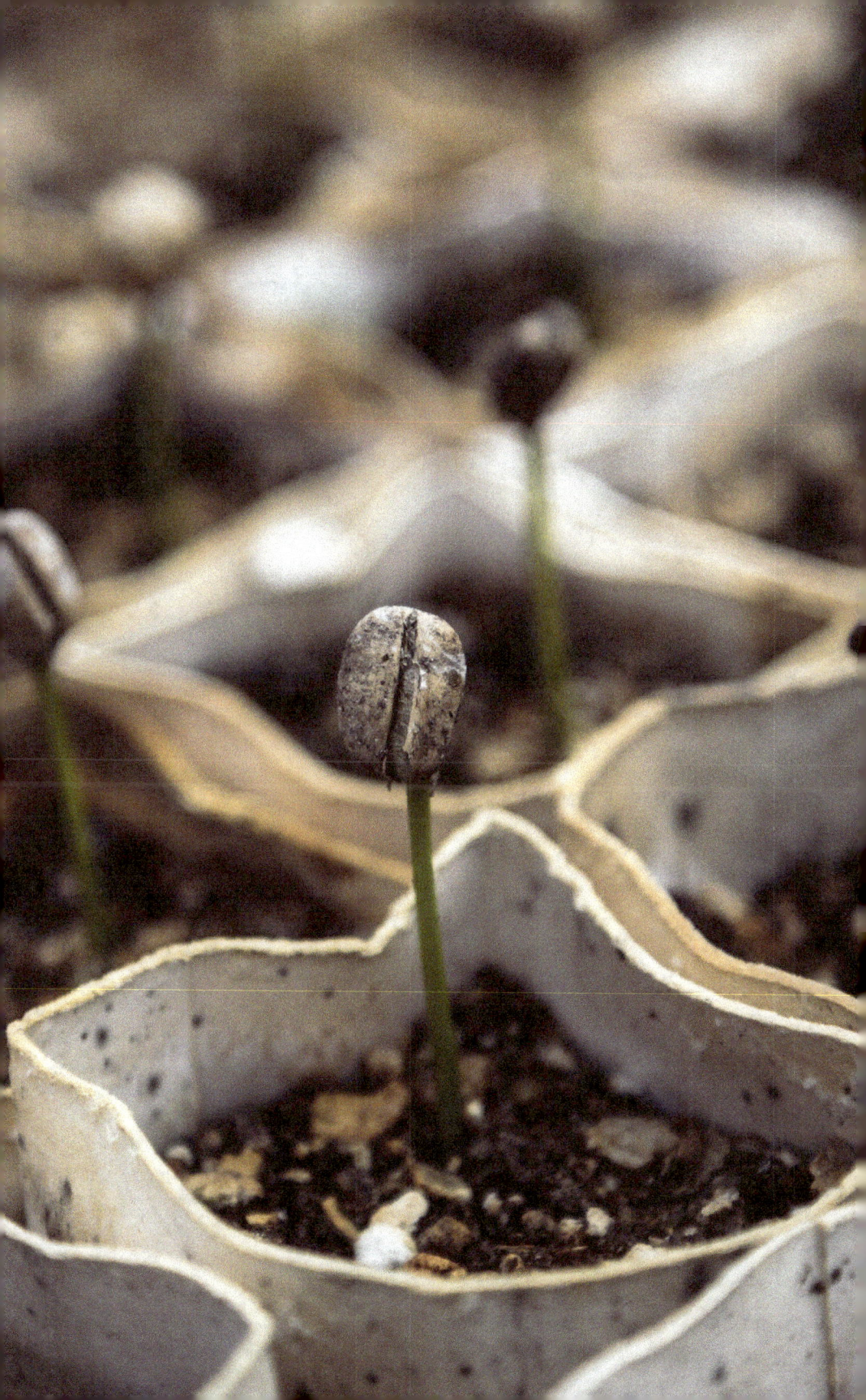

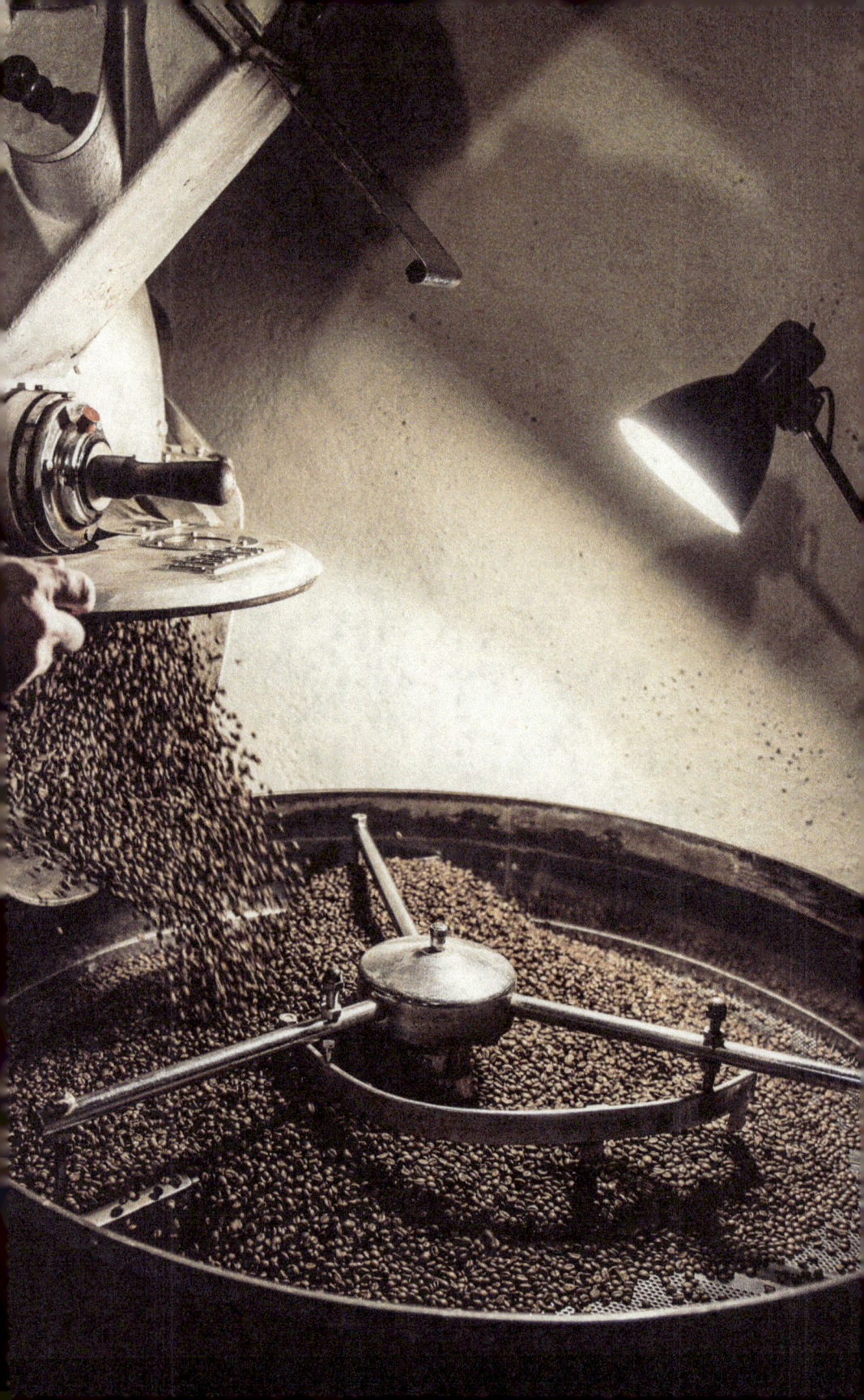

CÓMO SE TUESTA EL CAFÉ

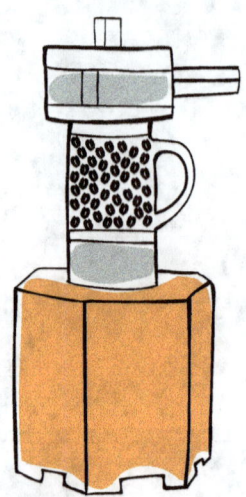

Aunque la mayoría de la gente sabe que

los granos de café se tuestan antes de ser vendidos a los clientes, el proceso por el que esto sucede no es siempre de conocimiento común. Conocer a tu café desde sus orígenes te puede ayudar a apreciar mejor esta bebida cada vez que tomas un sorbo, y aprender un poco más sobre los procesos de tueste del café puede hacer cambiar la forma como disfrutas de tu café mañanero. En este capítulo vamos a tratar sobre lo que es el tueste del café, así como algunas indicaciones para las personas que quieran iniciarse en usar un tostador.

¿QUÉ ES EL TUESTE DEL CAFÉ?

El tueste o tostado del café es el proceso por el que el café se transforma desde su estado natural a otro estado en el que ya puede ser utilizado para su infusionado y consumo. Cuando los granos de café comienzan su proceso de tueste están verdes, pero cuando terminan su proceso de tostado toman un característico color marrón. El tueste consiste sobre todo en diversos procesos químicos que incrementan el sabor del grano mientras que disminuyen algo el contenido en cafeína.

El tueste del café sigue un orden paso a paso que parece sencillo, pero que depende de un maestro tostadero altamente cualificado que asegure que se manipula apropiadamente para evitar sabores desagradables en el producto final. En primer lugar, los granos son clasificados para retirar cualquier grano defectuoso, así como contaminantes indeseados que pudieran introducirse en el suministro.

A continuación, los granos son pesados y después llevados al tostadero, donde primero absorben calor y después arrojan calor ellos mismos, cociéndose uniformemente y a la temperatura correcta. Al final del proceso, los granos son enfriados antes de ser trasladados a la siguiente fase en su viaje para convertirse en café.

TIPOS DE CALOR UTILIZADOS EN EL TUESTE DEL CAFÉ

Existen dos tipos de calor utilizados en el tueste del café: endotérmico y exotérmico. El calor endotérmico es aquel en el que el calor llega desde una fuente exterior y rodea el grano de café, calentándolo y cociéndolo desde el exterior hasta el interior. Este paso es necesario para empezar el proceso de tueste y contribuir a que el grano alcance el color adecuado y el nivel de tostado que le proporciona el sabor que el tostador está buscando. Este tipo de calor continúa hasta que el tostador alcance sobre los 175 grados Celsius, o 347 grados Farenheit.

Una vez que se alcanza esta temperatura, los granos de café son transferidos a un proceso de cocido exotérmico. Esto significa que los mismos granos expulsan el calor que han absorbido, lo que hace que unos granos tuesten más o menos a otros granos. En este momento, el maestro tostadero vigilará cuidadosamente el proceso de cocción para asegurarse de que los granos no se calientan ni se enfrían en exceso, con el fin de alcanzar el sabor y el nivel de tueste adecuados. Ambos tipos de calor implicados en el tueste del café representan un proceso preciso que fácilmente puede venirse abajo si la temperatura oscila fuera de rango. Esta es una de las razones por las que el tueste del café es una técnica difícil de dominar, y por lo que su aprendizaje requiere mucha práctica.

CUÁNDO SE PUEDE DECIR QUE EL CAFÉ HA TERMINADO SU PROCESO DE TUESTE

Uno de los pasos más importantes en el tueste del café es la determinación del momento en el que se ha terminado el tostado. Requiere mucha práctica, pero es posible cogerle el punto. Algunos maestros tostaderos muy experimentados pueden decirlo solo con ver el grano de café ya terminado, pero normalmente se prefieren otros métodos para determinar un tueste más preciso.

Otra forma de saber cuándo está terminado el tueste del café es olfatearlo. El grano de café comenzará a oler a café conforme se va tostando, y cuanto más se tueste, más aroma a café tendrá. Solo hay que recordar que si se pasa, olerá a quemado y tendrá un sabor desagradable.

El procedimiento final de comprobar si tus granos de café han terminado su tueste es escucharlos. Cuando empieza el proceso de tueste, oirás una especie de estallido desde dentro de los granos —conocido como "crack"—, muy parecido al que se oye en las palomitas de maíz. Este primer estallido significa que el grano ha alcanzado el grado más ligero de tostado al que ya puede ser infusionado para hacer un café. Sin embargo, tendrás que seguir más si quieres conseguir otros grados de tueste. Darán un segundo estallido cuando hayan alcanzado el umbral del tueste fuerte, por tanto recuerda que un tueste mediano cae entre medias de estos dos estallidos.

DIFERENTES NIVELES DE TUESTE

Técnicamente existen tres niveles de tueste. Sin embargo, hay muchos nombres distintos y estilos de tueste que se encajan en estas tres categorías. Algunos de estos estilos concretos difieren uno de otro solo por unos pocos minutos de tiempo de tueste, por tanto es importante ser muy cuidadoso cuando se pretende conseguir un sabor específico en tus granos de café. Tener en cuenta estas categorías te ayudará a tener una mejor idea de qué nombres de tueste entran en un nivel o en otro:

» TUESTE SUAVE. Esta categoría de tueste incluye granos que parecen secos en el exterior y han hecho un único estallido. No tienen aún el sabor de los granos tostados y tienen una mayor acidez, así como un contenido más alto de cafeína que otros tuestes, ya que están más cerca de su forma natural.

El tueste suave incluye el tueste de Nueva Inglaterra, el tueste canela, el tueste suave moderado, entre otros.

» TUESTE MEDIO. Esta categoría de tueste ha sufrido un primer estallido, pero ha sido tostado más allá de este punto. Estos granos también se secan en el exterior y tienen un sabor un poco más amargo y tostado que los granos de tueste suave, pero no mucho más. Son menos ácidos y ocupan una posición mediana en cuanto a contenido en cafeína.

El tueste medio incluye el tueste City y el Full City, entre otros.

» TUESTE FUERTE. Este tipo de tueste hace que el exterior del grano brille y tenga un aspecto oleoso. Esto ocurre porque los aceites del interior del grano han empezado a aflorar a la superficie. Los granos de tueste fuerte han estallado dos veces antes de terminar su tostado, y tendrán un sabor mucho más amargo que los otros dos tipos de tueste. Estos granos tienen un contenido de cafeína más bajo que los de tueste suave. El tueste fuerte incluye el tueste francés, el tueste vienés, y el tueste italiano, entre otros.

COMPRAR UN TOSTADOR

Comprar un tostador de café puede ser una buena forma de empezar a tostar tus propios granos en casa. Sin embargo, saber qué

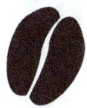

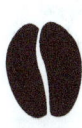
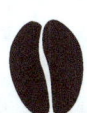

tostador hay que adquirir puede ser todo un reto. Aquí encontrarás algunos consejos que tener en cuenta al elegir un tostador para uso doméstico:

» Considera la velocidad del tostador. Si quieres que tu tarea casera se realice con velocidad, querrás comprar un tostador que funcione más rápido que otros.

» Considera si el tostador es adecuado para principiantes o no. Algunos son más difíciles de usar que otros. Elige el que no tenga muchas características complicadas para que pueda resultarte más fácil aprender a trabajar con él.

» Considera qué personalización quieres. Algunos tostadores te permiten ajustes de personalización muy precisos, mientras que otros solo te permiten elegir entre tueste suave, mediano o fuerte.

» Considera la cantidad de granos que quieres tostar a la vez. Es posible que quieras trabajar con cantidades pequeñas, de tal forma que tus granos no se pongan rancios antes de que los puedas utilizar, o posiblemente busques un tostador para grandes cantidades que pueda tostar muchos granos a la vez. En general, los granos de café empiezan a perder su frescura en cuanto terminan su tueste. El consejo general es tostar los granos que podrías consumir en un periodo de dos semanas. Esto te proporcionará el café más fresco para un mayor disfrute.

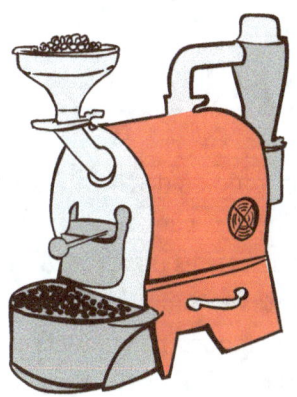

CÓMO TOSTAR CAFÉ EN GRANO EN UN TOSTADOR

Con un tostador el proceso de tueste del café es muy sencillo. Sin embargo, necesitarás tiempo de práctica si quieres llegar a convertirte en un verdadero experto que pueda conseguir temperaturas y sabores precisos. Este es el proceso normal de tueste con un tostador:

» Sigue el manual de instrucciones que viene con tu tostador para determinar la cantidad correcta de granos que debes poner dentro, y llena el tostador hasta el nivel adecuado.

» Enciende el tostador y tuesta hasta que los granos hayan alcanzado el color que estabas buscando. Recuerda que esto requiere de mucha práctica para hacerlo bien.

» Saca el café del tostador y déjalo reposar, removiendo un poco, para que se cueza por todas partes.

» Deja enfriar y conserva los granos hasta su consumo.

TOSTAR CON SEGURIDAD

Como sucede con cualquier proceso de cocinado o preparación de comidas en casa, es importante tener en cuenta algunos consejos de seguridad. Recuerda que tu tostador de café es un aparato caliente y que los mismos granos estarán muy calientes cuando los saques del tostador. Manéjalos con cuidado, y no dejes el tostador sin vigilancia cuando esté funcionando. Ten cuidado de no dejar el cable cerca del agua.

Los granos de café expulsan dióxido de carbono cuando se calientan, por lo que debes hacer funcionar tu tostador de café en una habitación ventilada y sin cubrir los ventiladores de la parte externa del aparato. El gas CO_2 del tostado del café puede ser peligroso, por lo que debes asegurarte de que no se almacena en tu casa.

No abras el tostador de café mientras está funcionando. Esto puede provocar un riesgo grande de incendio y de quemaduras, así como problemas de inhalación de humo. No hace falta decir que nunca debe dejarse a los niños utilizar el tostador de café.

CONSEJOS Y TRUCOS DURANTE Y DESPUÉS DEL TUESTE

Ahora que ya sabes un poco sobre el proceso de tostado del café, aquí tienes unos cuantos consejos que puedes recordar para ayudarte a sacar lo mejor de esta experiencia.

- » Aprende a reconocer el aroma del tueste que estás buscando.
- » Quédate cerca y escucha el primer y el segundo estallido.
- » No empieces con granos totalmente verdes cuando tuestes en casa, ya que pueden ser más difíciles de tostar y pueden incluso dañar los tostadores domésticos.
- » Conserva tus granos de café en un recipiente hermético y en un lugar fresco y oscuro para tener los mejores resultados.

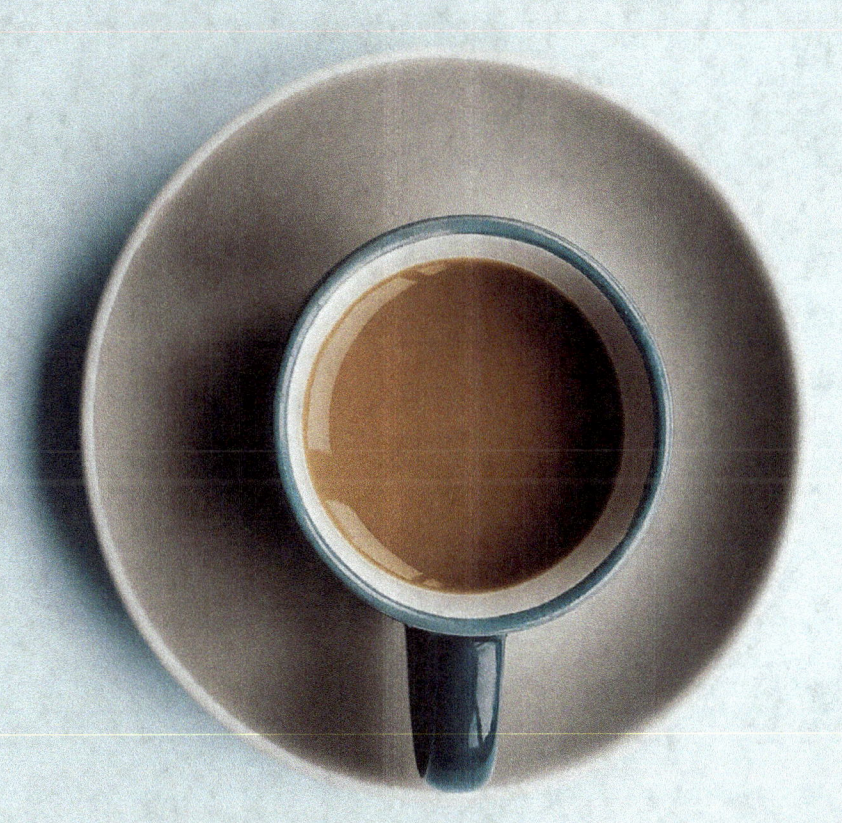

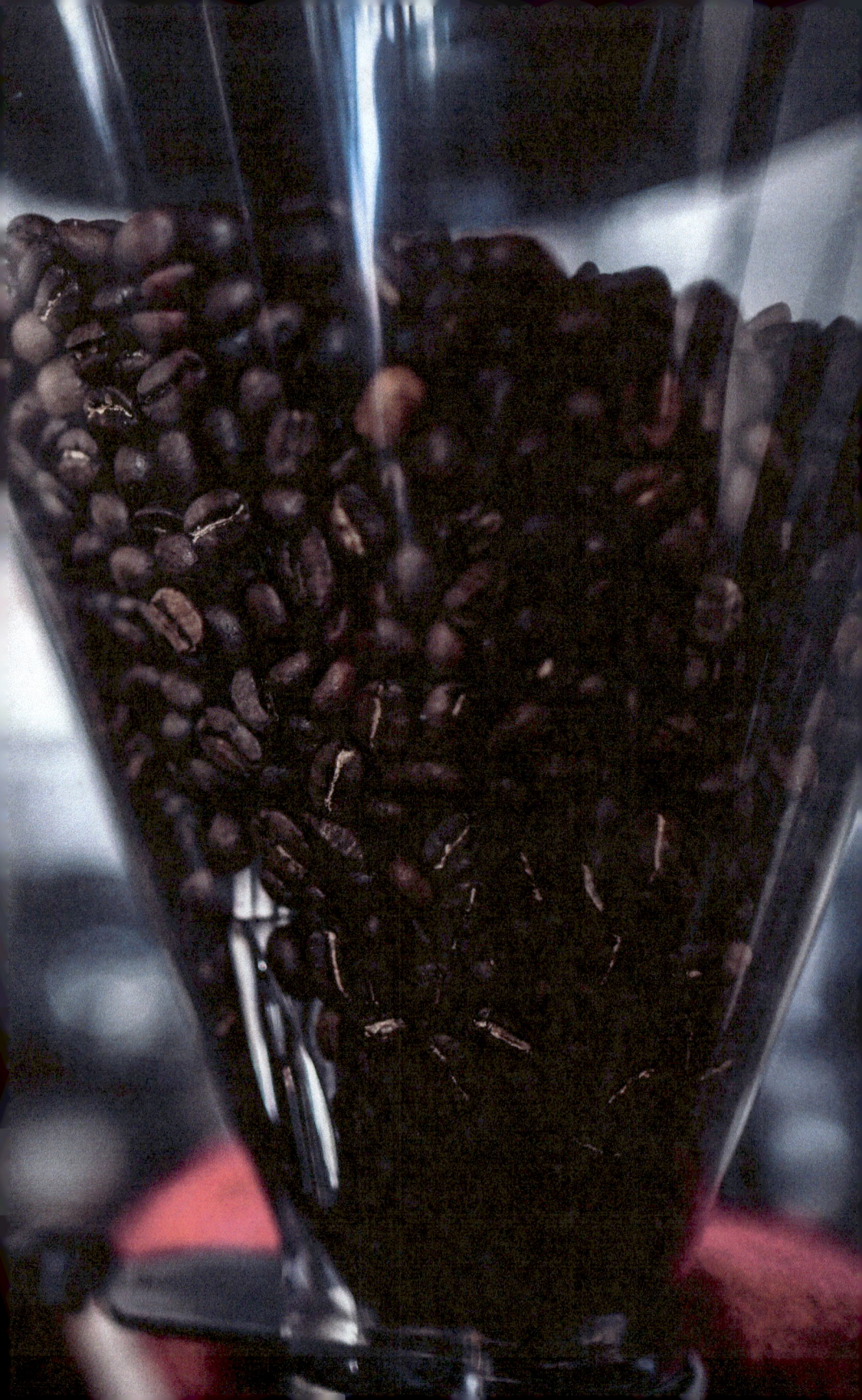

TOSTAR CAFÉ EN CASA

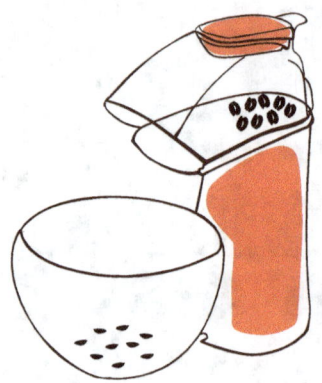

Preparar un café en casa y

tomarlo en la taza perfecta puede ser una experiencia placentera y reconfortante, sobre todo si te interesa el mundo del café. Sin embargo, si quieres de verdad intentar algo nuevo y fuera de lo común, querrás probar a tostar café por ti mismo en casa. Si nunca te habías dado cuenta de que podías tostar café en tu propia casa, estás de suerte. En este capítulo te daremos toda la información que necesitas para empezar tus planes de tostar café en casa.

DÓNDE COMPRAR GRANOS VERDES DE CAFÉ

Los granos de café sin tostar, llamados también granos verdes de café, pueden ser difíciles de encontrar. Sin embargo, saber dónde se puede buscar hace que sea más fácil encontrar una porción de café de buena calidad. Existen algunos pasos necesarios para conseguir un buen café verde.

Elige la región de origen de tus granos. Es importante decidir la región antes de comprar, porque algunos proveedores y establecimientos podrían separar los productos según su origen. Otros también podrían ofrecer solo granos de una única localización, o de otra distinta.

Los granos de América Central y del Sur son buenos para los tostadores principiantes. Estos granos ofrecen sabores suaves de muchas variedades y se pueden utilizar para todo tipo de niveles de tueste y técnicas. Los granos de Brasil siguen siendo una elección popular entre los nuevos tostadores domésticos, sobre todo porque estos granos son más dulces que otras opciones que se encuentran por ahí. Elige un grano de esta región para tuestes suaves y medios, con algunas pocas opciones para tuestes fuertes.

Los granos de café de Indonesia pueden ser menos asequibles que los de otros lugares. Sin embargo, este café tiene un sabor más fuerte y a veces amargo, por lo que es posible que no sea para todo el mundo.

También puedes intentar tostar café verde de otros lugares. Sin embargo, los dos mencionados aquí son los más corrientes y más fáciles de encontrar, por lo que son los mejores para los que están empezando.

Quédate con los granos de árabica, sobre todo si todavía no tienes mucha experiencia. Los granos de robusta son un café de calidad inferior y podría no tener un buen sabor. Exige un maestro tostador experto que sepa cómo obtener los mejores elementos de un grano de café robusta. Sin embargo, algunas mezclas contienen una proporción de estos granos, y comprar una mezcla que tenga algo de robusta te puede ayudar a ahorrar dinero. Por esta razón, incluso algunos nuevos tostadores no huyen de las mezclas.

Si es posible, pregunta al proveedor sobre el perfil de sabor concreto y los aspectos del grano de café que estés considerando. Es posible que no siempre puedas obtener esta información, dependiendo de dónde consigas tus granos. Si puedes, averigua la acidez, el cuerpo y el sabor de los granos.

Decide si quieres comprar comercio justo, ecológico, protector de las aves, u otras categorías de grano. Si te puedes permitir hacerlo, es una buena idea buscar al menos una de estas opciones en la etiqueta.

Puedes pedir los granos online, pero no deberías hacerlo la primera vez que compras café verde. Es mejor poder oler y ver los granos delante de ti antes de comprarlos. Si los pides online, asegúrate de dar con proveedores de confianza que cuenten con buenos comentarios y una reputación positiva entre los tostaderos de café.

No compres en exceso, sobre todo en tu primera compra. Compra solo los granos suficientes que te permitan practicar con tu técnica de tueste, pero no tantos que se echen a perder antes de que puedas consumirlos todos. Esta es también una buena elección en el caso de que termines con un gran cuyo sabor no te gusta mucho.

Conserva tus granos en un lugar fresco y seco. Guárdalos en un recipiente hermético y alejado del calor y de la luz solar directa. Asegúrate de dejarlos en un lugar en que los insectos y los parásitos no sean problema.

COSAS QUE NECESITARÁS

Reúne todos los elementos que necesitarás antes de empezar el proceso de tueste. Aunque algunos de ellos son opcionales, necesitarás tener a mano la mayoría para asegurarte de que el trabajo fluya con toda la facilidad y tranquilidad posibles. Hay más de una forma de tostar granos de café en casa, por lo que debes asegurarte de que tienes los elementos necesarios para ese proceso en concreto.

PARA EL TUESTE AL HORNO

» Un horno
» Un molde de hornear con orificios. Comprueba que no has escogido un molde con orificios demasiado grandes, ya que los granos de café podrían caer por ellos.
» Un reloj de cocina

- » Una cuchara o espátula de madera
- » Una manopla de horno por seguridad.
- » Un cedazo metálico

PARA TUESTE CON MAQUINA DE PALOMITAS DE MAÍZ

- » Una máquina de palomitas de maíz (de tipo aéreo, con aberturas a los lados, no en el fondo)
- » Un bol para recoger las cáscaras de los granos
- » Una cuchara de madera
- » Un cedazo metálico

TUESTE AL HORNO

Sigue estos pasos para aprender a tostar al horno tus granos de café. Este método no es tan sencillo como cuando se usa una máquina de palomitas, tal como referimos más adelante, pero te puede dar un poco más de control sobre la forma en cómo se tuestan los granos, así como de los sabores y aromas que puedes obtener de los granos que has elegido.

Dependiendo de si tienes horno eléctrico o de gas, la temperatura que tienes que fijar para el precalentamiento puede variar. Es recomendable empezar con 500 grados Fahrenheit para aparatos eléctricos, y un poco menos, más o menos 475 grados, para gas. Sin embargo, es posible que tengas que ajustarla para conseguir un buen tueste.

Distribuye los granos sobre el molde de hornear de tal forma que todos se estén tocando, pero sin solaparse unos con otros. Asegúrate de cubrir todo el "espacio del fondo" del molde.

Abre algunas ventanas y enciende algunos ventiladores. Quizá deberías encender también el ventilador de tu horno, pero ten en cuenta que es posible que no sean suficientes para evacuar el humo que produzca el proceso de tueste. Es posible también que salten los detectores de humos mientras estés tostando.

Asegúrate de que puedes sacar con facilidad los granos del horno a un lugar exterior para que se puedan enfriar una vez han acabado su tueste. Necesitarás hacer bajar su temperatura rápidamente cuando hayan terminado su tueste, por lo que sacarlos fuera puede ser una buena opción.

Cuando el horno haya terminado su precalentamiento, introduce la bandeja de granos y cierra la puerta. Pon el reloj de cocina y quédate cerca del horno.

La primera vez que tuestes, vigila los granos con mucha frecuencia al principio. Si te das cuenta de que se están tostando más por un lado que por el otro, muévelos rápidamente cuanto sea necesario. No abras la puerta del horno muy a menudo, y no la dejes abierta por no de más de unos segundos cada vez.

Escucha el primer estallido de los granos. Esto te permitirá saber que el café verde ha alcanzado el nivel justo anterior al del tueste suave. Si no quieres un tueste fuerte, tendrás que sacarlos antes de escuchar el segundo estallido. Sin embargo, si quieres un café muy fuerte, tendrás que esperar a los dos estallidos.

Tan pronto como los granos tengan el color que deseas, sácalos del horno y date prisa —¡con cuidado!— al sacarlos fuera para que se enfríen. Colócalos en un cedazo metálico y sacúdelos ligeramente para ayudarles a que se enfríen, y retira al mismo tiempo las cáscaras de los granos.

Normalmente se emplean de diez a quince minutos en tostar café, dependiendo del horno, del molde y del tueste que buscas. Es posible que sea necesario mucho ensayo y error para conseguir un tueste perfecto usando un horno,

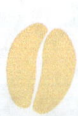
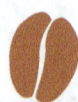
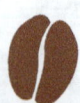

pero con la práctica suficiente podrás tostar unos granos de café perfectos en tu propio horno de cocina en nada de tiempo.

MÁQUINA DE PALOMITAS DE MAÍZ

Es más sencillo tostar café en casa con una máquina de palomitas de maíz, aunque también hace falta acostumbrarse a ella. Con un poco de práctica podrás aprender fácilmente cómo conseguir un tueste de café perfecto usando este sencillo método.

Coloca tu máquina de palomitas de maíz en un lugar donde el humo no cause muchos problemas. Hay gente a la que le gusta hacerlo en el exterior o cerca de una ventana, pero también el ventilador del horno puede ser suficiente para evacuar el humo. Como ocurre también con el método del horno, anticipa mucho humo y la posibilidad de que salten los detectores de humos.

Comprueba las recomendaciones del fabricante sobre qué cantidad de maíz puedes poner en un horno al mismo tiempo. Mide el mismo peso en granos de café y ponlos en la máquina.

Pon la tapadera, la mantequera y las demás piezas de la máquina en su sitio tal como harías para un uso normal. Ten en cuenta que es crucial que los granos de café que estén en la máquina de palomitas más tiempo que para los granos de maíz. Puedes tener el peligro de fundir la mantequera con este método. Cada máquina de palomitas es única, por lo que usa tu mejor criterio al escoger una concreta para esta tarea.

Pon un bol u otro recipiente bajo el tubo de descarga de las palomitas. Esto servirá para recoger las cáscaras de los granos de café cuando vayan despegándose durante el proceso.

Enciende la máquina. Quédate cerca para que puedas escuchar el primer estallido, el mismo que podrías escuchar con el método del horno. Aquí se apli-

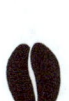

can las mismas reglas: un crack significa que estás cerca del tueste suave, mientras que dos cracks significa que ya están en el territorio del tueste fuerte. Puede tardar sólo dos o tres minutos para oír el primer estallido.

Un minuto después del primer estallido, comprueba el color y el tueste de los granos. Sigue comprobándolos frecuentemente hasta que alcancen el color deseado.

Puede tardar sobre cuatro minutos en un tueste suave o rubio, y hasta siete minutos para un tueste muy fuerte del tipo espresso, con un intervalo para el medio y el medio-fuerte entre los dos momentos. No dejes los granos desatendidos, ya que el color del tueste puede cambiar rápidamente.

Asegúrate de retirar los granos de la máquina un poco antes de que alcancen el color oscuro que estás buscando. Así tendremos en cuenta la cocción posterior que se realiza de dentro hacia afuera mientras se enfrían a temperatura ambiente y podremos evitar que se quemen los granos, sobre todo si estás buscando un tueste fuerte.

Pon los granos en un cedazo de metal y remuévelos con una cuchara de madera hasta que se enfríen como para poder tocarlos.

Asegúrate de retirar los granos de la máquina un poco antes de que alcancen el color oscuro que estás buscando.

ENFRIADO Y ESPERA

Sea cual sea el método que emplees, tendrás que esperar a que los granos se enfríen para que puedas terminar su procesamiento. Puede ser tentador saltarse este paso, pero es crucial para asegurarse de que los granos tengan buen sabor y estén frescos.

La razón principal por la que tienes que enfriar los granos rápidamente es porque seguirán tostándose de dentro hacia afuera si tú no detienes el proceso. Esto provocaría que se quemaran y se volvieran más amargos, sabores desagradables que no querrías en tu café. Sin embargo, tampoco pueden exponerse al agua en esta etapa, por lo que tampoco existe la opción de echarlos en agua para que se enfríen.

Se recomienda en general usar el cedazo metálico indicado en las dos guías anteriores para enfriar tus granos de café. Remover los granos y dejar que el aire corra entre ellos es una buena forma de bajar rápidamente su temperatura. Y hacerlo en el exterior puede ayudar aún más.

Si hace mucho calor en el exterior cuando tuestes tus granos, podrías rociarlos muy suavemente con agua fría con un pulverizador. No te excedas, ya que es preferible equivocarse de menos, si es que decides intentarlo. Al rociar los granos calientes deberías ver la neblina del pulverizador evaporarse con normalidad. Esto les permitirá enfriarse sin que se saturen de agua y se estropeen.

Si todo esto falla, tuesta por la mañana temprano o por la noche para que no tengas que preocuparte mucho por el calor. Y, ten en cuenta también que la humedad exterior puede dificultar el enfriado de los granos de café en poco tiempo. No te olvides de tener en cuenta la meteorología cuando tuestes en casa.

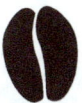

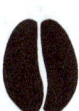

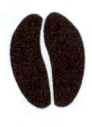

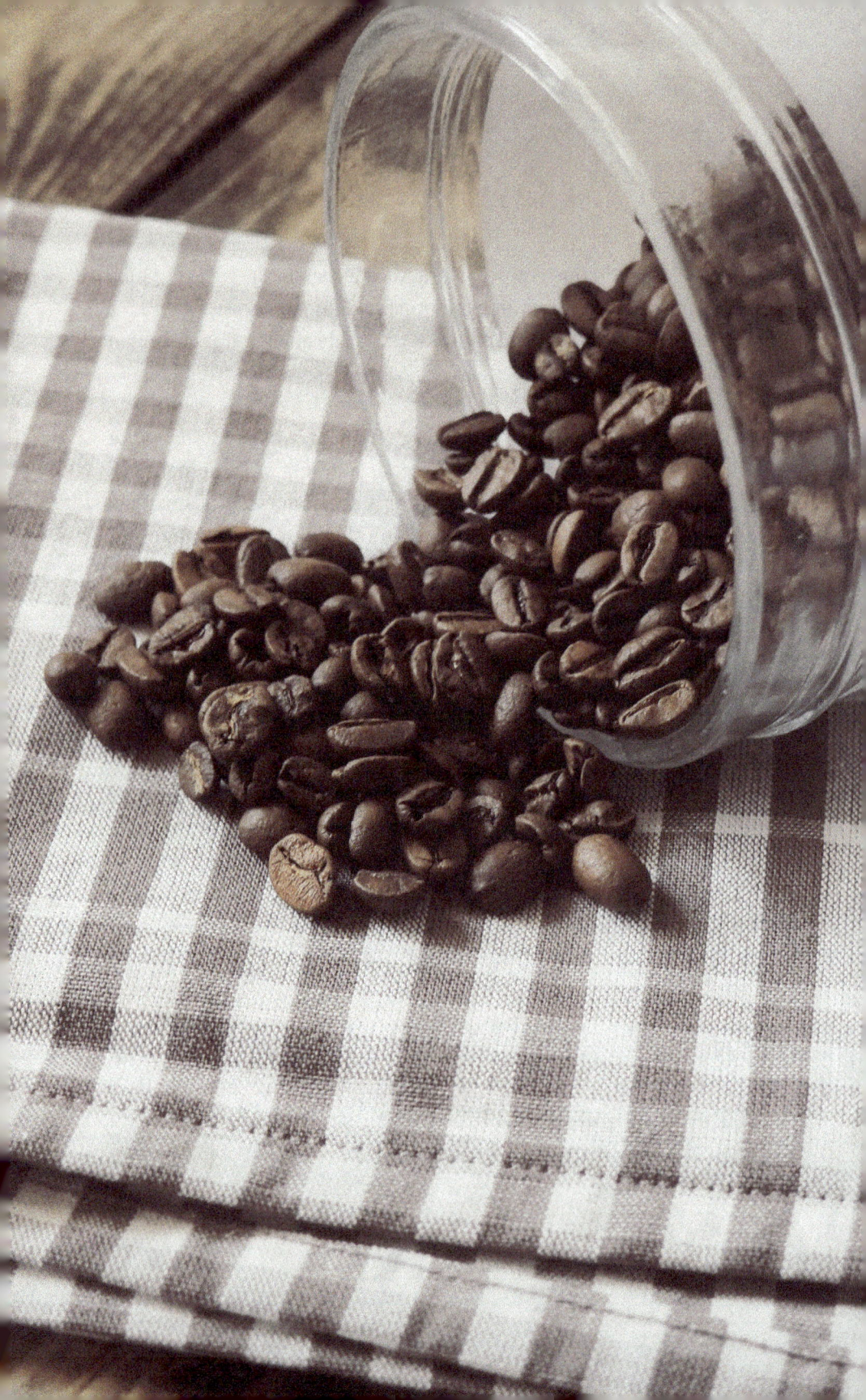

CÓMO COMPRAR Y CONSERVAR EL CAFÉ

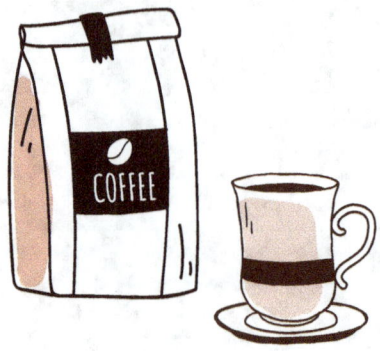

Ahora que has aprendido

un poco sobre lo que es el café y de dónde viene, ya es hora de adentrarnos en el territorio de comprar tu café. Cuando vas a la tienda a comprar café, puedes pensar que es algo tan simple como elegir entre café con cafeína o descafeinado. Sin embargo, existen algunos elementos añadidos implicados en la selección del café, y elegir uno bueno que satisfaga tus necesidades y preferencias puede ser difícil. En este capítulo te ayudaremos a saber mejor cómo se puede comprar un buen café, y también cómo conservarlo en casa.

EN GRANO O MOLIDO

Hay dos tipos principales de café a la venta: en grano y molido. Compres donde compres tu café, encontrarás las dos opciones disponibles en los estantes. Algunas personas prefieren quedarse con el café que ya ha sido molido antes de empaquetarlo, mientras que a otras les gusta molerlo por sí mismas. Las dos opciones tienen sus pros y sus contras, y es bueno conocer las ventajas y los inconvenientes de cada una de ellas para poder hacer la elección correcta.

Échale un vistazo a estos dos tipos de café y considera cuál de los dos te conviene más.

CAFÉ EN GRANO

Al comprar un saco de café en grano estás adquiriendo un producto lo más fresco posible. Los granos todavía están en el estado que tenían cuando dejaron su lugar de producción, y todavía conservan gran parte de su sabor. Todavía tienen un aspecto, un aroma y un sabor tan intensos como si acabaran de ser procesados. Esta es la razón por la que muchos consumidores prefieren comprar el café en grano, con el fin de poder disfrutar del sabor del café que buscaban —derecho de la naturaleza a la taza.

Sin embargo, el café en grano tiene más complicación que el café molido. Al comprar café en grano tienes que pensar en cómo lo conservarás para preservar su frescura. La razón de tomar café en grano es poder disfrutar de un sabor más fresco cada vez que lo preparas, por lo que es crucial tomar la decisión adecuada en cuanto a su almacenamiento para asegurar que esto ocurra.

Comprar café en grano tiene también el pequeño inconveniente de tener que molerlo por uno mismo. Esto implica tener un molinillo de café, o cualquier otro aparato, y también tomarse su tiempo para realizar esta tarea regularmente.

CAFÉ MOLIDO

Tal como hemos visto en los capítulos anteriores, el café sufre un largo proceso antes de convertirse en el grano que reconocen la mayoría de los consumidores. Tan pronto como los granos completan este trayecto —y una vez que han sido tostados— comienzan ya a perder su sabor. En otras palabras, el café es perecedero. Cuanto más permanece en un criadero o en un almacén, mayor es la probabilidad de que pierda su frescura. La mayor parte de las veces el café llega a los compradores antes de que pierda de forma. Sin embargo, no siempre ocurre así, y el café molido puede sufrir mucho por su proceso natural de degradación.

En cuanto se muelen los granos de café, estos empiezan ya a perder su sabor y su aroma. El café previamente molido antes de ser empaquetado jamás tendrá el sabor y el aroma del café en grano fresco. También por esta razón el café molido puede volverse rancio en tu casa mucho más pronto que el café en grano.

Sin embargo, el café molido es mucho más cómodo, ya que no te tienes que preocupar por molerlo tú mismo. Si no tienes molinillo de café, o no dispones de tiempo para moler el grano, ésta puede ser tu mejor opción.

Al final, te toca a ti decidir. Algunas personas le juran fidelidad al café molido, mientras que otras sólo compran café en grano. No existe mucha diferencia de precio entre los dos, por tanto no hay razones de tipo económico para que tengas que decidirte por uno o por otro. La mayor diferencia está en el sabor, aunque también tienen su parte la vida útil y el aroma. Recuerda sólo que tienes que comprar algún aparato para moler el café si es que te decides por comprar café en grano, y también tendrás que refrescar tus habilidades para moler café. (Más adelante tratamos sobre el molido del café).

Para disfrutar de una mejor experiencia cafetera, decídete por el café en grano.

FECHA DE TUESTE

El café no dura tanto como te crees. Muchas personas compran cantidades grandes de café molido y la guardan en el frigorífico, el congelador o la despensa durante meses, y lo van gastando lentamente antes de volver a repetir el proceso. Aunque este sistema te proporcione una taza de café cada mañana, no es la mejor forma de disfrutar de tu café. Comprar café en grandes cantidades no es una buena opción a no ser que pienses bebértelo muy rápidamente, ya que se estropeará antes de que te des cuenta. Si es que quieres saborear un buen café mañanero, existen métodos mejores.

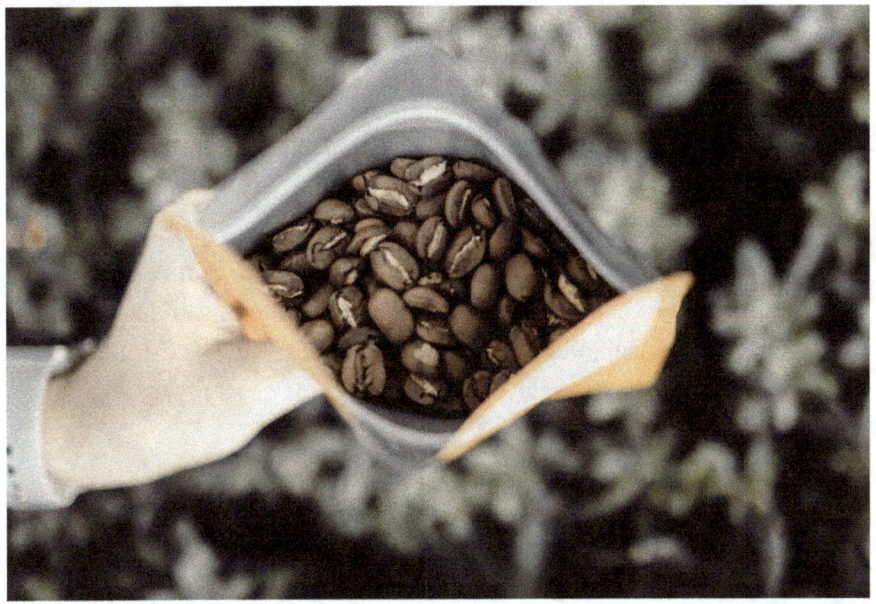

Prestar atención a la fecha de tueste que figura en el saco de café te puede ayudar a calcular durante cuánto tiempo puede consumirse. Esta fecha te informa de cuándo terminó el procesamiento de los granos, por lo que puedes saber cuánto tiempo ha permanecido en los estantes antes de que llegue a ti. Cuentas con varios meses para poder disfrutar del café antes de que su sabor disminuya y empiece a ponerse rancio. Sin embargo, cuanto antes, mejor. Como ocurre con cualquier otro tipo de comida, los granos saben mejor cuando están frescos y más próximos a su forma natural.

Recuerda que tu café cambiará en cuanto abras el paquete, y empezará a experimentar gasificaciones ya en ese momento. Algunos tipos de grano tienen mejor sabor después de gasificar durante unos pocos días que el que tienen cuando se abre el saco. El café espresso, por ejemplo, está mejor después de dejarlo reposar durante una semana y media en un lugar frío y seco antes de consumirlo. Los granos destinados a *pour over* (vertiendo agua directamente sobre el café a la taza mediante un filtro) también pueden salir ganando si se les deja reposar durante unos pocos días antes de consumirlos.

Los sacos de café tienen también normalmente la fecha de caducidad impresa. Aunque no tengas una intoxicación alimentaria por un café que haya pasado la fecha de caducidad, ya no tendrás el mejor sabor. Técnicamente, el café en grano puede conservarse en el congelador durante casi un año después de esta fecha, y el café molido puede guardarse en el congelador durante años sin que tengamos motivos para preocuparnos. Aunque un café congelado mucho tiempo nos pueda sacar de un apuro, ya no nos va a proporcionar una gran experiencia de sabor, por lo que la sabiduría popular del café sigue aconsejando comprar pequeñas cantidades de café y consumirlo sobre dos semanas después para disfrutar de su mejor sabor.

INFORMACIÓN DEL TOSTADERO

El paso siguiente en la elección de un buen café es echar un vistazo a la información sobre el tostadero que aparece impresa en el paquete. Algunas veces el nombre de la marca y el del tostadero no corresponden a la misma cosa —sobre todo si compras el café en un establecimiento local o en tiendas familiares. Incluso marcas de café más importantes y conocidas trabajan con un tostadero con distinto nombre; por tanto, tómate tu tiempo para mirar atentamente esta información. Conocer quién es el tostador responsable de tus granos de café te puede ayudar a responderte a la pregunta sobre si estos granos son los adecuados para ti o no.

Algunos tostaderos pueden estar apenas comenzando. Si has pensado en comprar café de un nuevo tostadero, no hay ninguna razón para no darle una oportunidad. Recuerda únicamente que le podría faltar conocimiento de los aspectos más intrincados de un sabor de café creado por un tostadero que se ha dedicado a ello durante años. Por otro lado, algunos tostaderos pueden ser relativamente desconocidos, pero ser capaces de proporcionar un café de muy alta calidad con sabores y aromas sorprendentes a lo largo de la degustación. Algunas veces vale la pena saltarse la marca y probar un café en grano de algún principiante. Siempre existen sus riesgos, pero también puede valer la pena intentarlo.

Un tostadero muy bueno va a ser reconocido, por lo menos en el mundo de los apasionados al café. Cuando encuentres el nombre del tostadero responsable del café que estás interesado, búscalo online. Una búsqueda rápida te permitirá conocer si es popular y reconocido por sus destrezas y habilidades con el grano. También puedes usar esta información para enterarte si este tostadero ha sido reconocido formalmente con diplomas o premios por el producto, las prácticas, o ambos. Algunos pueden haber sido homenajeados incluso fuera de la industria cafetera.

En algunos casos, el café que piensas comprar no te dice el nombre del tostadero. Si esto sucede, puede ser por dos razones. La primera posibilidad es que el nombre que figura en el saco sea el mismo que el del tostadero. La segunda, sin embargo, es que el tostadero posiblemente no sea lo suficientemente conocido como para merecer un puesto en el saco. Esto es muy corriente en cafés de presupuestos bajos; pero, una vez más, la experiencia puede ser diferente dependiendo de la marca y del saco. Si te importa la identidad del tostadero, podría ser mejor saltarse los cafés que no te proporcionan esta información.

ORIGEN

Existen muchos posibles orígenes del café. Los granos que proceden de diferentes lugares tienen sabores diferentes dependiendo de factores ambientales, y algunos consumidores prefieren los sabores de una procedencia a los de otras. Elegir el café adecuado a tus gustos puede ser más fácil si puedes averiguar qué orígenes te gustan más. Un saco de café de calidad te dirá de dónde viene por algún lado del empaque. Si compras el café en una cafetería o establecimiento especializado, los empleados o baristas deberían darte también esta información.

Entre los orígenes más corrientes que puedes encontrar en tus experiencias de disfrute de café están los siguientes:

Brasil. Estos cafés tienen sabores marcados y muchos elementos en cada sorbo.

Hawaii. Este tipo de grano es más suave y tiene un aroma más fragante que otros.

Etiopía. De esa región procede todo tipo de café: desde los claros hasta los oscuros, y desde los suaves a los fuertes. Abarcan muchos sabores y estilos.

Colombia. Son más suaves y con un tostado más ligero que los de otras partes del mundo.

Kenya. Este tipo de café no es para todos, ya que puede ser más ácido y amargo. Sin embargo, muchas personas disfrutan de este toque único en degustaciones clásicas y se aventuran en la compra de un café en grano keniata.

Recuerda que es también posible que quieras tener en cuenta la protección medioambiental, las prácticas verdes, la protección de las aves, y el comercio justo en la elección de tu café. Estos factores pueden ayudarte a reducir tu elección y elegir un producto que te haga sentirte bien por haber comprado un café con un origen que es perjudicial para el mundo que te rodea. Cada vez más consumidores se inclinan por cafés que satisfacen alguna de sus exigencias, por lo que quizá quieras darte esta oportunidad de probar tú también.

OPCIONES DE CONSERVACIÓN

Si has sido siempre el tipo de persona que mete el café en grano en el congelador sin pensárselo dos veces, aquí puedes encontrar algunas recomendaciones para tomar mejores decisiones en cuanto a la conservación.

Compra menos café en una sola tirada con el fin de asegurarte que permanece fresco tanto tiempo como necesites.

Está bien conservar el café en un recipiente abierto y a temperatura ambiente durante unos pocos días. Sin embargo, después de aproximadamente una semana empezará a perder calidad, por lo que deberías hacer esto sólo si sabes que lo vas a consumir pronto.

Conserva el café en grano y el café molido en recipientes con cierre hermético. Mantenlos alejados de la luz solar y en un lugar fresco y seco. Cuando tengas que moler café, muele solo la cantidad suficiente para el café que vas a beber ese día. De esta forma podrás consumirlo cuando estén todavía frescos y el sabor sea óptimo. Si te decides a congelar el café, asegúrate que el recipiente que utilizas sea completamente hermético para evitar quemaduras por congelación. Así también impedirás que el café se contamine de sabores y olores desagradables del congelador y de la demás comida. Los recipientes de plástico y cristal pueden ser adecuados para el café, pero el plástico puede causar olores extraños después de un cierto tiempo.

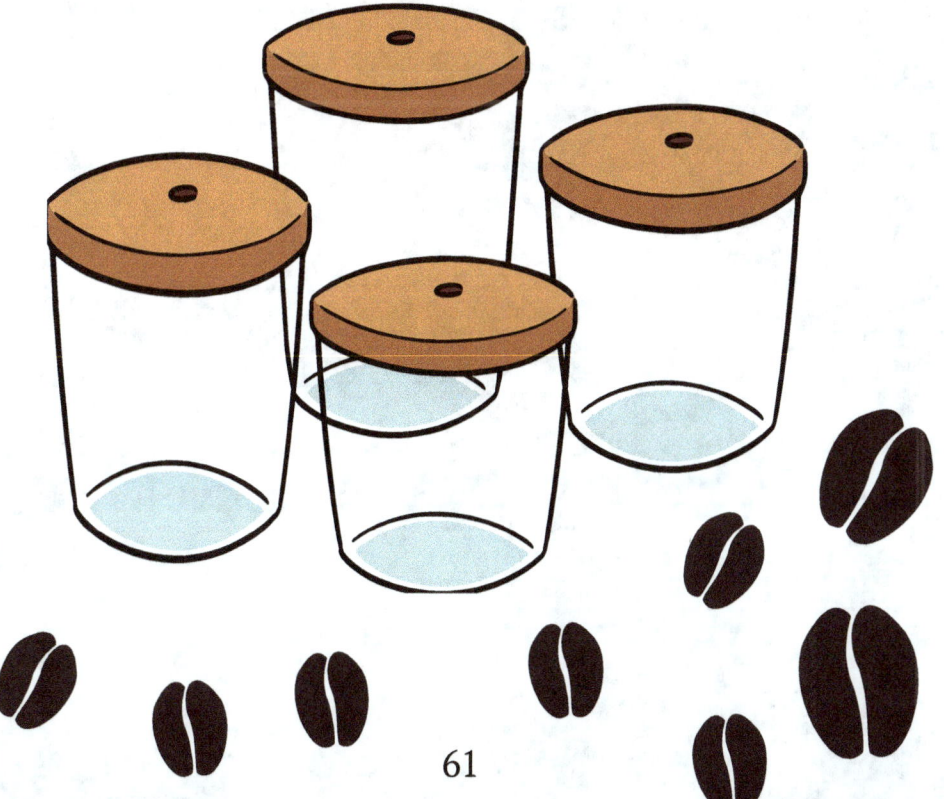

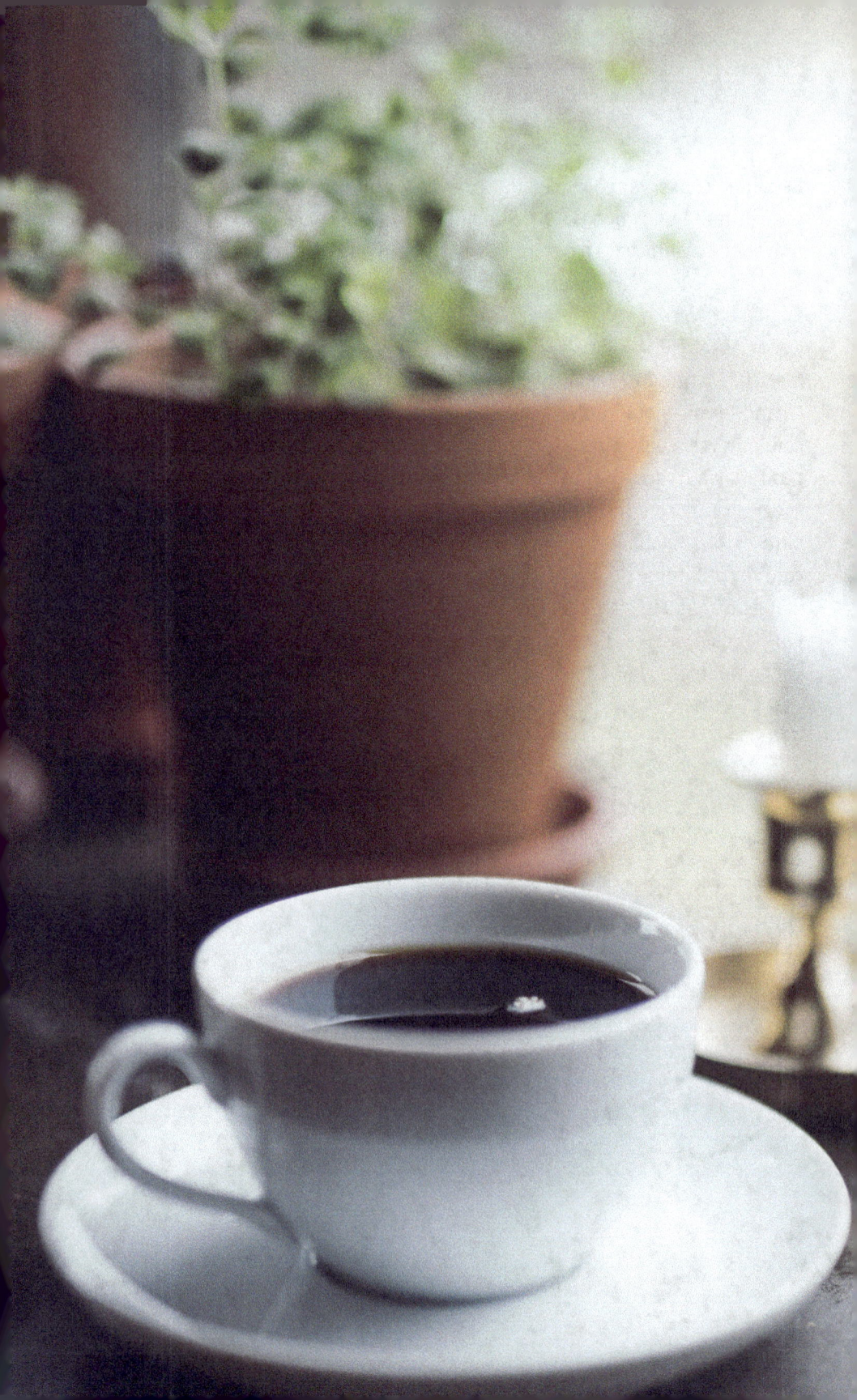

CÓMO DEGUSTAR EL CAFÉ

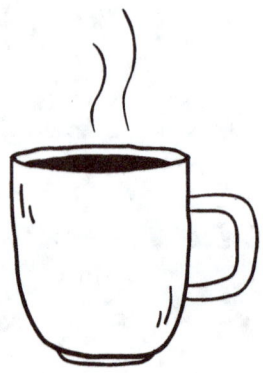

¿Sabías que puedes practicar la degustación del café de forma parecida a la cata del vino? Disfrutar de una taza de café puede significar mucho más que simplemente tragárselo y lanzarse a la siguiente actividad del día, pero requiere de cierta práctica y cierta técnica para hacerlo bien. Cuando comprendas el proceso de la degustación del café, podrás aprender más sobre tus propias preferencias y los aromas que te llaman la atención con cada taza. Esta también puede ser una buena forma de conectar con colegas aficionados del café y compartir tus conocimientos con otros.

En este capítulo te haremos recorrer los pasos que tienes que dar para disfrutar de la experiencia de degustar un café de forma distinta a cualquier otra cosa que hayas vivido antes. Puedes intentarlo con el café que tienes en casa, pero es más probable que encuentres aspectos intrincados y matices sutiles en algunas especialidades de café y en los que vienen en grano. Con el tiempo, aprenderás a identificar o al menos limitar los orígenes de tu café basándote en su sabor, y llegarás a comprender mejor cómo hay que comprar y disfrutar del café en grano que te gusta explorando diversos sabores de café.

ASPÍRALO

Probablemente ya sabrás que el sabor empieza en la nariz. Al oler algo, tienes una mejor idea de lo que esperas de su sabor, y puedes incluso potenciar los sabores de la comida o bebida que se trate. El café no es diferente, y olfatearlo antes de beberlo te puede cambiar la forma en que disfrutas de sus sorbos. Puedes empezar aspirando el aroma del café al abrir el recipiente donde conservas los granos, una práctica ampliamente recomendada como punto de partida de un auténtico disfrute de cualquier café.

Después de oler los granos, muélelos de acuerdo con tus preferencias y gustos. A continuación, huele el café molido otra vez, y tómate tu tiempo para percibir cómo va cambiando el aroma conforme el café se va transformando. Permanecerán las mismas notas, pero hay algunos elementos que se apaciguaron con el molido, y otros que salieron al primer puesto. Es también un buen momento para anotar cualquier cosa que quieras recordar sobre lo que estás disfrutando al oler los primeros pasos del café.

Si te estás haciendo un café con un *pour over*, humedece el café molido un poco al echarle el agua. Antes de seguir, inclínate y huele el café molido un poco más. No debes dedicar mucho tiempo en este paso, ya que excederse de tiempo influirá negativamente en la experiencia del pour over. Sin embargo, al menos deberías darte cuenta de la forma en cómo el café molido cambia cuando se pone en contacto con el agua.

Finalmente, cuando la taza de café ya está preparada para beber, inclina la taza para que puedas captar el olor total de su aroma y aspíralo. Esta parte última y tan importante de la primera etapa puede preparar tu boca y tu lengua para la experiencia de beber el café.

SÓRBELO LENTAMENTE

La mayoría de los aficionados al café buscan un puñado de tipos de sabores y elementos en cada sorbo de café. Cuando empieces a sorber tómate tu tiempo y paladea su sabor por toda tu boca. Lleva el café por toda tu boca como harías con el vino, de tal forma que puedas experimentar la forma como toca cada parte de tu lengua de forma distinta. Como el buen vino, muchas especialidades de café están ideadas para evocar diferentes respuestas de acuerdo en cómo las disfrutes. Aquí podrás encontrar algunos elementos para la búsqueda:

Sabor limpio. Esto significa que cuando sorbes un café, el regusto amargo no te va a recorrer toda la boca. La mayoría de los cafés dejan un ligero sabor en la lengua y en la boca en su conjunto, pero una buena y sólida taza de café no debería hacer esto. No debería dejar que tu aliento se enviciara con el sabor del café, y no debería dejarte con una sensación de rancio o humo en tu boca. Debería dejar tu boca limpia y preparada para otro sorbo o para darle un bocado a tu comida.

Acidez. Este término se refiere a cualquier café que ofrece un sabor que incluye al limón, el tomate, o los arándanos. Aunque es posible que no te des cuenta de ello, existen muchas variedades de café que emplean estos tipos de sabores. Algunos cafés tienen una cierta acidez debido a los ingredientes empleados en su infusión o su producción, mientras que otros pueden tomarla del tiempo y del clima del lugar donde se han cultivado los granos. El término acidez, en este caso, no se refiere al nivel de pH del café, y sólo describe un sabor.

Dulzor. Muchos granos de café tienen un cierto dulzor, y la mayoría del tiempo puedes incluso olerla al menos un poco con el grano entero. Cuando sorbes el café, ¿puedes localizar diferentes fuentes de dulzor a lo largo del perfil del sabor? ¿Puedes encontrar el sabor de la moca o del chocolate, que son muy corrientes en algunos tuestes fuertes? ¿O captas la miel, o el caramelo, o el arce? Como ocurre también con la acidez, el lugar y los medios de producción de los granos pueden afectar al dulzor del café, como pueden hacerlo el tueste e incluso el molido.

Cuerpo. Otro término es el de "textura en boca", aunque no se usa para describir el café tanto como se usa en alcoholes y licores. ¿Está el café muy aguado, o tiene cuerpo cuando le das un sorbo? ¿Se te queda de alguna forma en la boca, o va bajando suavemente? ¿Puedes identificar si el café es fuerte, medio o suave a partir simplemente del cuerpo, y eres también capaz de considerar el cuerpo de la bebida cuando verificas cómo se molió y se preparó?

BÉBETELO

Ahora que te has tomado tu tiempo para identificar los aromas, sabores y texturas que circulan por tu taza, ya va siendo hora de sentarse reposadamente y bebértelo. Sería preferible que no te bebieras toda la taza de café de una, sino que te dieras el suficiente tiempo como para adentrarte en la contemplación de la bebida antes de pasar a la siguiente etapa de terminártelo. De esta forma aprenderás a distinguir los sabores que te gustan y a descartar los que no te van del todo. Al hacer esto, acabarás teniendo una mejor relación con el café y con la forma de beberlo, y sabrás también lo que puedes esperar de tus granos de café favoritos.

Cuando te bebes tu café no tienes que tragártelo. De hecho, si el café es rico y fuerte, es posible que no quieras tragártelo totalmente, ya que podría estropear tu experiencia de saborearlo. Toma un sorbo de café normal y date cuenta de cómo van combinándose los diferentes toques que identificaste en el paso anterior. ¿De qué forma danzan unos con otros, y dónde destacan unos sabores por encima de los demás? ¿Todavía notas los mismos sabores que habías identificado antes? ¿Se nota todavía la presencia del aroma original del café en grano?

Cuando llegues al fondo de la taza, ¿quedan flotando algunos posos? Si es así, es posible que no hayas elegido el método más adecuado de preparar el café, o no lo has molido bien. El café debería estar suave y consistente durante toda la experiencia, y si el último sorbo es desagradable en com-

 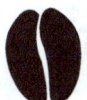

paración con el resto, es porque tienes que retocar algo en el recorrido. Ésta es la parte de ensayo y error de la preparación del café; por tanto, no te desanimes si algo no ha ido bien.

PALADÉALO

Pensar en el sabor que el café te deja en el paladar implica plantearte muchas preguntas. Estas preguntas pueden ayudarte a identificar los diferentes elementos implicados tanto en el grano como en la preparación, y te pueden ayudar también a discernir lo que te gusta y no te gusta del mundo de la degustación del café. De esta forma, la próxima vez que vayas a comprar un nuevo tipo de grano sabrás algo más que: "Me gusta un tueste claro", o "No me van los tuestes medianos". Aquí tienes algunas preguntas que te puedes hacer cuando terminas tu taza de café, para completar la experiencia de la degustación:

» ¿He identificado más de dos sabores mezclados? Si es así, ¿combinan bien los sabores uno con otro, o hay alguno que resalta negativamente?

» He identificado los niveles del sabor, o todos quedan al mismo nivel en mi lengua? ¿He sentido etapas en cada sorbo, o me parecía todo demasiado repetitivo conforme me bebía la taza?

» Al ir enfriándose el café, ¿va cambiando el sabor? Si cambia, ¿lo hace para bien o para mal? ¿Se vuelve amargo y con un sabor rancio cuando se enfría, o más bien aparecen sabores nuevos y agradables?

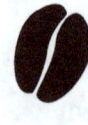
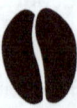

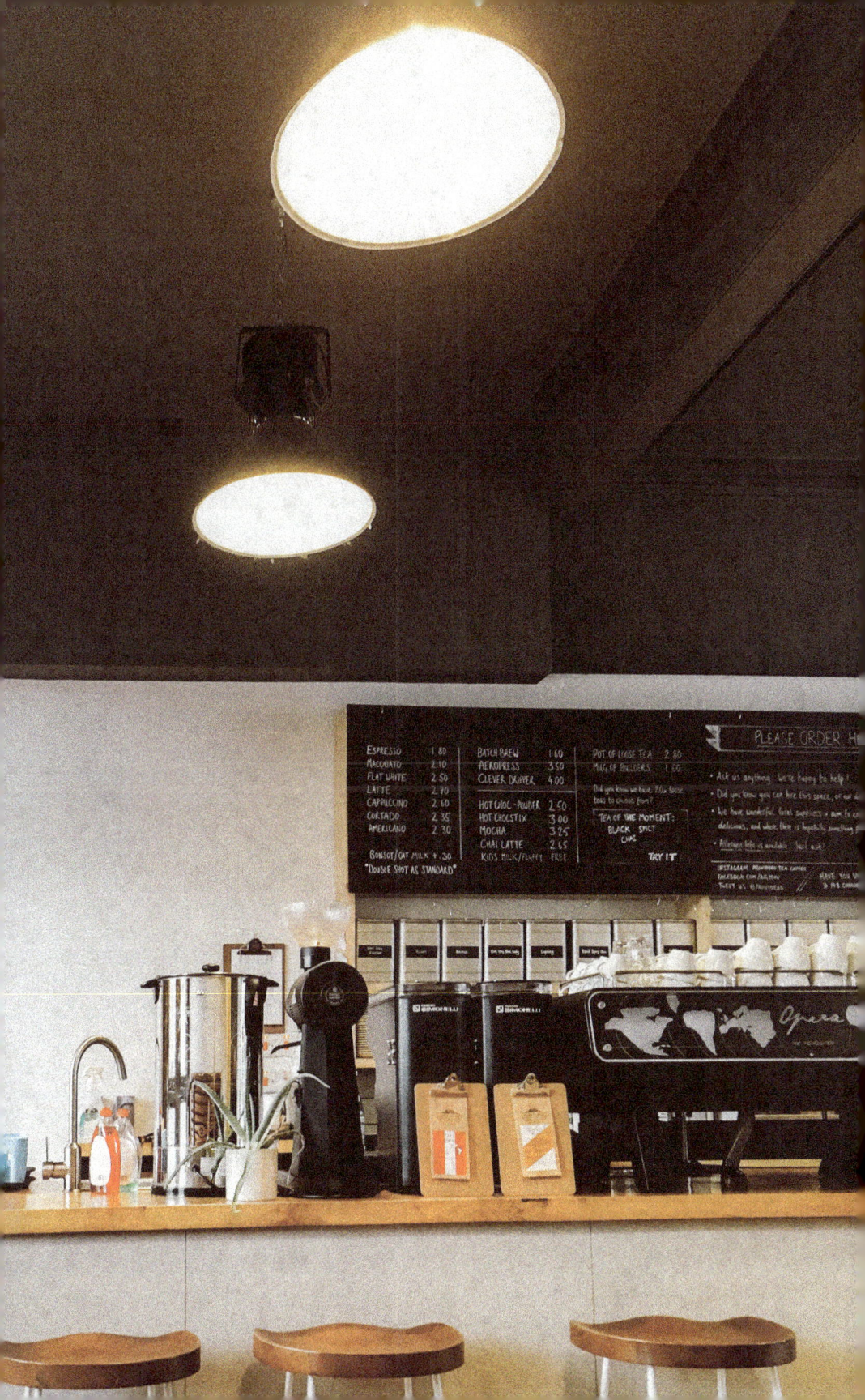

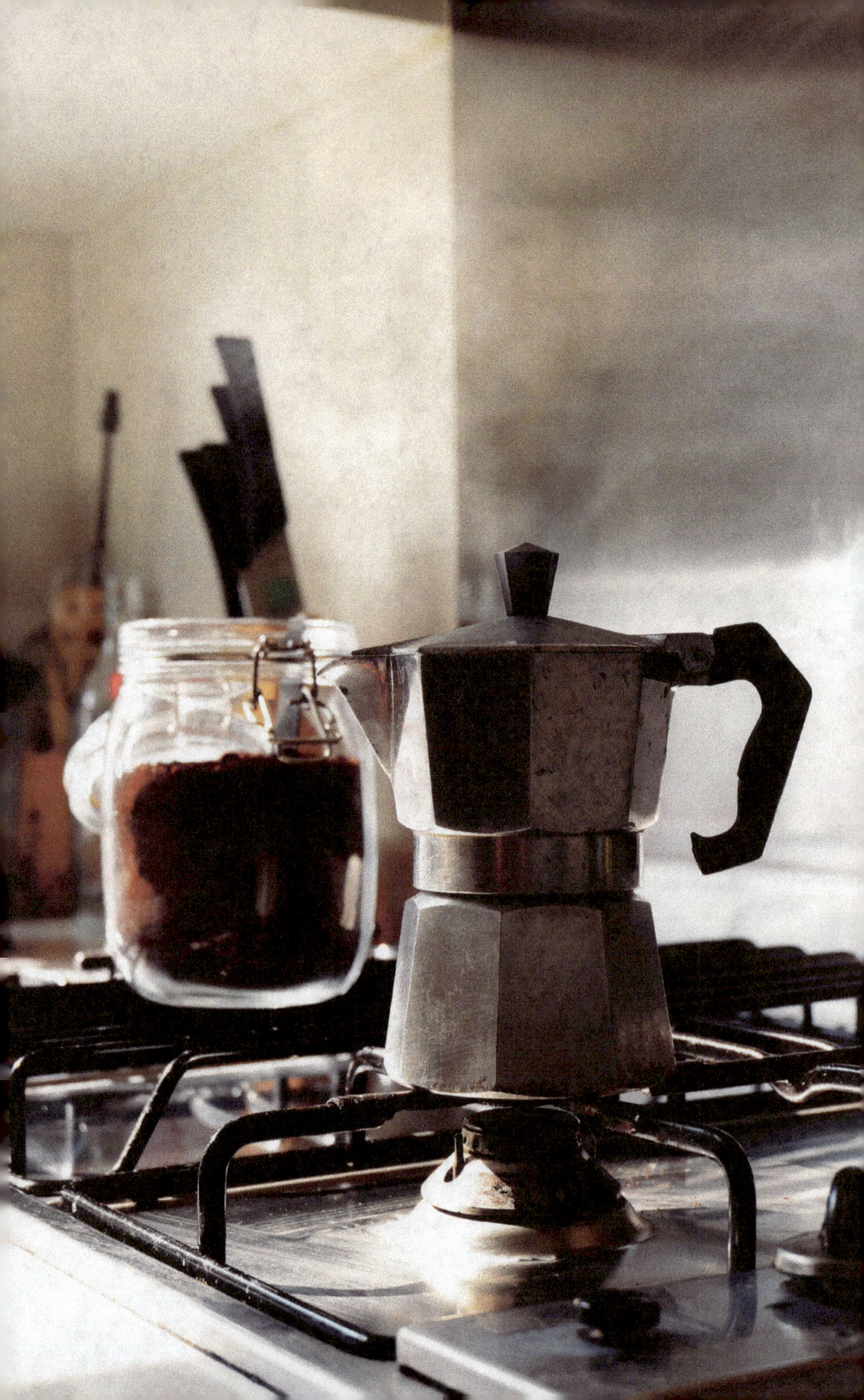

LA BUENA MOLIENDA
DEL CAFÉ

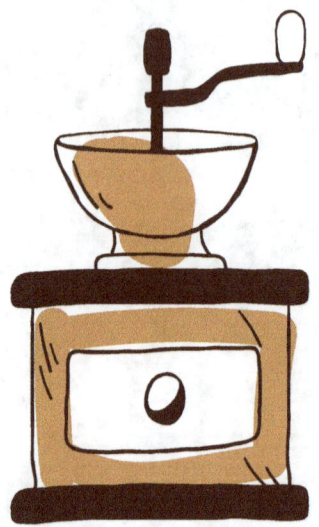

Como con la mayoría de

los aspectos que implica el disfrutar del café, puedes hacerlo por el modo fácil o por el difícil. Tomártelo como algo fácil y sencillo está bien si lo que pretendes de tu taza de café es que sea algo que te despierte cuando sales al trabajo cada mañana. Sin embargo, si lo que quieres de verdad es echarte para atrás, relajarte y disfrutar de ese café, tiene que ser algo más que un molido rápido en un molinillo para que tus granos estén listos para ser degustados. Al comprender los entresijos de la molienda del café te preparas para un mejor resultado cada vez que te sumerges en una taza.

En este capítulo vas a aprender más sobre cómo elegir el mejor tipo de molinillo para tu café, así como saber lo que tienes que hacer y lo que no debes hacer en absoluto. También descubrirás cuál es el nivel de molienda adecuado para los diferentes estilos de preparación del café, sobre todo si estás interesado en técnicas y métodos menos corrientes y más elaborados. Puede parecer una información un poco complicada, pero con un poco de práctica y aprendizaje puedes empezar a preparar un café cercano a la perfección antes incluso de que le añadas el agua.

ELIGE EL MOLINILLO ADECUADO

El primer paso para llevar a tu café a la molienda perfecta en cada ocasión es asegurarte de que emplees la forma adecuada de moler. No existen muchos tipos diferentes de molinillos de café, pero las variedades disponibles pueden suponer una diferencia de sabor en el café que preparas. Cuando vayas a la tienda a comprar un molinillo es posible que te sientas abrumado por los diferentes tipos disponibles. Échale un vistazo a los consejos que ofrecemos a continuación para ayudarte a distinguir en qué consiste cada clase.

MOLINILLO DE FRESA ESTÁNDAR

Este es uno de los tipos de molinillo de café más corrientes que hay en el mercado. Viene por un precio módico. El tipo estándar de molinillo de fresa es el molinillo de paletas, que emplea dos discos planos que giran continuamente y ejercen presión para moler los granos hasta que tengan la consistencia adecuada para la preparación del café. Son aparatos muy precisos que te permiten elegir una amplia variedad de niveles y ajustes diferentes. Sin embargo, su mayor inconveniente es que se calientan demasiado y se sabe que pueden quemar los granos de café o hacerles que tomen un sabor un poco ahumado.

MOLINILLO DE CUCHILLAS

Al pensar en un molinillo de café es posible que este sea el tipo que te imaginas. Es el modelo más barato que hay en el mercado y es una solución muy sencilla a las necesidades de la molienda del café. Todo lo que tienes que hacer es echar los granos, cerrar la tapa, enchufarlo y dejar que haga su trabajo. Funciona haciendo rotar unas afiladas cuchillas que hay en el interior del depósito y que van cortando los granos. Puedes controlar el grado de la molienda, de más gruesa a más fina, por la cantidad de tiempo que haces funcionar las cuchillas. Después de un poco de práctica ya sabrás cómo usar tu molinillo para conseguir la mo-

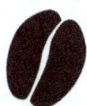

lienda que te gusta. Este modelo de molinillo es un poco más difícil de limpiar, pero no excesivamente —el truco es un cepillo duro de cerdas y un paño húmedo.

MOLINILLO CON FRESA CÓNICA

Este es un modelo diferente del molinillo de fresa estándar del que hemos hablado antes. Es el modelo más caro de molinillo casero y también es, en general, el mejor. Es un aparato eléctrico que te permite ajustar la molienda al nivel y estilo que desees, apretar un botón y dejar que el aparato haga su trabajo por ti. Mantener limpio este modelo de molinillo resulta muy sencillo: se separan las diferentes piezas y se enjuagan o se friegan cuando sea necesario. También se aprende fácilmente a usarlo. Es una gran elección para los principiantes que no están todavía seguros de controlar las diferentes opciones de la lista, y es también bueno para los veteranos que quieren ampliar sus experiencias con el café.

MOLINILLO MANUAL

Otra solución asequible de rango medio es un molinillo manual. Se trata de un producto ya antiguo que ha vuelto a ponerse de moda entre algunos fans del café. Para trabajar con estos aparatos tienes que meter los granos y hacer girar la manivela de forma manual. Esto lleva mucho tiempo y es algo difícil, por lo que no resulta ideal para los que andan corriendo o no quieren hacer ejercicio físico con su café matutino. Sin embargo, si quieres quedar bien con tus amigos o tu familia, o quieres comprarle un regalo especial a un amante del café para toda la vida, esta pueda ser una buena alternativa ante otros molinillos.

ELIGE EL ADECUADO NIVEL DE MOLIENDA

El siguiente paso de esta experiencia es elegir el nivel adecuado de molienda para el café que estás preparando. En otras palabras, estás eligiendo la molienda que sea adecuada para el tipo de café que quieres tomar. Si no tienes máquina de café y quieres preparar tu café empleando otro método, resulta incluso más crucial elegir bien el tipo de molienda que corresponda al estilo de la bebida que quieres crear. Esto exige acostumbrarse un poco, pero con la práctica serás capaz de determinar el método de molienda adecuado para casi todo tipo de café.

EXISTEN TRES TIPOS DE MOLIENDA

Gruesa. Esta molienda tiene el aspecto de granos de café que no han sido picados mucho, y esto es bastante acertado. Su aspecto es parecido a la tierra, y los trozos individuales son lo suficientemente grandes como para que se puedan ver. Dentro de la terminología amplia de "gruesa", la molienda puede ser estándar o extra-gruesa. La extra-gruesa tendrá trozos más distinguibles y grandes que la estándar.

Media. A continuación está la media. Esta parece más uniforme en cuanto al tamaño de los trozos individuales, pero todavía los puedes distinguir uno de otros a simple vista. Cuando le echas agua, este café parece arena que se va moviendo por un reloj de arena. Los trozos pueden ser todos más o menos del mismo tamaño. Una buena forma de conseguir una molienda media es compararla con el café molido que se vende en los comercios. A menos que se especifique lo contrario, este tipo de café es casi siempre molienda media.

Fina. La molienda tiene un aspecto y un tacto similar al azúcar. Resulta difícil separar un trozo de otro cuando observas el producto final, y puede llegar a ser tan fina que atraviesa algunos tipos de filtros de café y aparatos. Si alguna vez has comprado café molido para espresso, es muy probable que alguna vez hayas comprado café de molienda fina. La mayoría del café que se vende ya molido pertenece a la categoría de molienda fina, aunque algunos pueden tender a la molienda media.

Existen también otros dos tipos que hay que tener en cuenta:

Super fina: Esta molienda es extremadamente fina, pero cuando lo frotas entre los dedos puedes sentir todavía una textura de gránulos de azúcar. Va destinada solo a algunos tipos de café y no debería emplearse para las variedades más corrientes que puedas preparar.

Molienda turca. Este método está destinado específicamente para preparar café turco. En esta molienda, los granos se fracturan hasta convertirse en un polvillo con una consistencia parecida a la de la harina. Es muy distinta a otras moliendas y, por esta razón, no está recomendada para otros tipos de café.

Cada método de preparación del café puede asignarse a una categoría de molienda.

Gruesa. Utiliza la molienda gruesa de café para la prensa francesa y las cafeteras de vacío. Es también la mejor elección para el percolador.

Media. Las cafeteras por goteo —como las que encuentras en casi todas las cocinas— emplean una molienda media. Es posible que también prefieras una molienda entre media y fina si empleas una cafetera con filtro de cono en lugar de plano.

Fina. El café de puchero espresso y las cafeteras exprés utilizan la molienda fina. Es posible que también elijas una molienda fina si tienes un filtro cónico, en lugar de una molienda media-fina. Estas cafeteras pueden funcionar indistintamente con un tipo u otro.

Super fina. Este estilo es el mejor para las cafeteras exprés que requieren gránulos de café muy pequeños para funcionar bien.

Turco. Tendrías que usar esta molienda para hacer café turco, ya que es demasiado fina y pulverizada como para ser utilizada con otro método.

MOLER CAFÉ SIN MOLINILLO

¿Qué sucede cuando quieres tomar café recién molido pero no quieres comprar un molinillo? ¿Es posible hacer café con granos de café pero sin ningún aparato para moler entre todo el ajuar de tu cocina? Cuando cuentas con café en grano, pero no tienes molinillo de café, tienes dos opciones. Échale un vistazo a la lista que presentamos más adelante para hacerte una idea sobre la mejor forma de moler y disfrutar de tus granos de café incluso si no tienes molinillo y no quieres comprártelo.

MARTILLO

Si nunca habías pensado en machacar los granos de café con un martillo, ahora es el momento de probar. Es un método un poco peligroso y, por tanto, no intentes hacerlo sobre una encimera o mesa que sean frágiles, y ten cuidado de dejar los dedos fuera de su alcance. Pon los granos de café en un papel pergamino sobre una superficie resistente. Utiliza el martillo (o un ablandador de carne) para quebrar los granos hasta que alcancen la consistencia adecuada. Obtendrás una molienda gruesa.

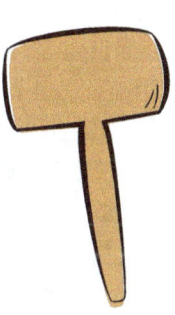

MORTERO

Si te gusta moler las especias en casa, es posible que tengas un mortero. Si no lo tuvieras, suelen resultar más económicos que los molinillos de café. Pon una pequeña cantidad de granos en el mortero y machácalos con la mano, dándoles vueltas para asegurarte de que los granos se rompen como es debido. Sigue removiendo el café por todo el mortero hasta que alcance la molienda adecuada a tus necesidades.

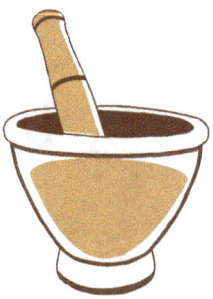

RODILLO DE COCINA

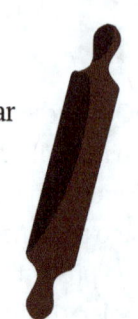

Extiende un poco de papel pergamino sobre una tabla de cortar grande y dobla los bordes como para hacer un bolsillo para mantener el café en un único sitio. Extiende también una pequeña cantidad de granos de café sobre el papel y utiliza un rodillo de cocina para aplastarlos. Presiona firmemente mientras haces girar el rodillo por los granos de café.

BATIDORA

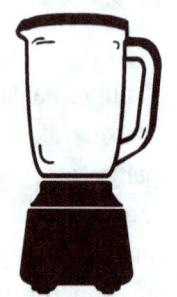

Puedes obtener una molienda similar a la que tendrías con un molinillo de cuchillas usando tu batidora. Recuerda, sin embargo, que no todas las batidoras tienen cuchillas lo suficientemente fuertes como para moler granos de café. Algunas tienen accesorios específicos para el café, y otras son capaces de moler café, aunque no lo especifiquen. Asegúrate de ello leyendo el manual de instrucciones de la batidora para tener más detalles. Es mejor pulsar la batidora que hacerla funcionar de forma continua en una modalidad concreta con el fin de poder seguir mejor el curso de la molienda. Deberías conseguir un acabado entre grueso y medio con la batidora.

CUCHILLO

Finalmente, puedes usar un cuchillo de forma parecida al martillo y al rodillo de cocina, si quieres. Pon los granos en una tabla de cortar grande y extiéndelos de forma uniforme. No debes intentar cortar los granos, sino poner el cuchillo de lado y usar la parte plana para aplastar los granos hasta que alcancen la molienda que estás buscando. Puedes conseguir casi cualquier nivel de molienda con este método: gruesa, media y fina. Con la práctica, serás capaz incluso de moler café para espresso con la debida textura utilizando un cuchillo.

FORMAS DE PREPARACIÓN

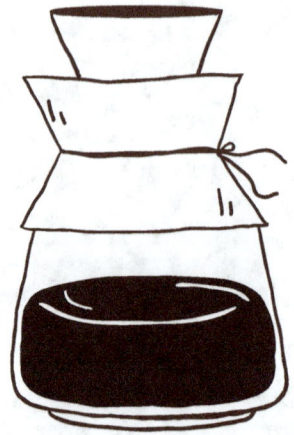

La mayoría

de la gente sabe que existen varias formas de preparar una buena taza de café, pero ¿sabes tú de verdad cuál es la forma más adecuada para ti? Algunas personas prefieren una forma en relación a otras, y otras personas son felices variando entre distintas formas dependiendo de su estado de ánimo, del día o de la época del año. Familiarízate con las formas más corrientes (y otras menos corrientes) de preparar un café para elegir la que más podrás disfrutar. Intenta elegir diferentes formas de preparar conforme vas aprendiendo.

FILTROS DE GOTEO

Una cafetera de goteo clásica es ideal para la mayoría de los cafés. Estas son las cafeteras que puedes encontrar en la mayoría de las cocinas (y comedores), y se han hecho muy populares por un buen motivo. Hacen el café rápidamente y pueden preparar una buena taza de café la mayoría de las veces. Son fáciles de limpiar, lo suficientemente pequeñas como para caber en la mayoría de los armarios de cocina, y no son tan caras como otras opciones que pueden darse. Existen en una gran variedad, colores y estilos para satisfacer la mayoría de las exigencias, haciendo de ellas una buena opción en general.

Probablemente ya tendrás experiencia en utilizar una cafetera eléctrica clásica. Básicamente, el aparato recibe el agua hasta un cierto volumen, dependiendo de cuánto café se necesite. Se coloca un papel de filtro en su sitio, donde se pone el café molido. El agua va cayendo sobre el filtro, gotea después de atravesar el café molido, y se recoge en un recipiente situado en la parte inferior. Este aparato produce un sonido de burbujeo que para muchas personas es sinónimo de levantarse por la mañana.

Estas cafeteras pueden ser una buena opción para moliendas medias. Puede parecer demasiado corriente, pero puedes preparar una buena taza de café usando este modelo de aparato. No están diseñadas para funcionar con moliendas gruesas (que pueden atascar el filtro y la máquina), ni tampoco les va bien la molienda fina (que podría salir a través del filtro y contaminar el café). Para moliendas medias, no hay razones para arruinarse con maquinarias complicadas. Como añadido, un agua de calidad produce incluso mejores resultados.

PRENSA FRANCESA

La prensa francesa es una forma antigua de hacer café que ha vuelto a ser popular recientemente. El café resulta consistente cuando se prepara en una prensa. El prensado extrae los componentes de aceites y cafeína de los granos de una forma más uniforme que con otros métodos, y le ayuda al café a tener mejor sabor y a la vez despertarte más rápidamente. Esta forma no le va a todo el mundo, pero es una buena opción para los que le piden algo distinto a su taza de café de cada día.

Debes usar café de molienda gruesa con la prensa francesa para asegurarte de que la prensa funciona como debe y no se daña. Echa café molido en el recipiente de la prensa, juntamente con el adecuado volumen de agua. Es posible que tengas que dejarlo reposar por uno o dos minutos, o también es posible que puedas empezar a presionar inmediatamente —lee las instrucciones del fabricante para esta seguro—. Presiona el émbolo del café hacia abajo para forzar al café molido a atravesar el filtro incorporado y dejar que caiga en un receptáculo. Lleva sobre cuatro minutos.

Si buscas una opción de prensa francesa más portátil y cómoda, puedes optar por AeroPress. Este producto usa filtro y necesita que hagamos mucha fuerza para empujar el émbolo hacia abajo. Funciona en poco espacio, pero es un poco cara y quizá no sea ideal para un uso diario. Es posible que tampoco consiga hacer una taza de café consistente como la prensa normal.

POUR OVER

Un "*pour over*" funciona más o menos como la típica cafetera de filtro por goteo, pero mediante un sistema manual en lugar de eléctrico. Este método es muy barato y es la gran solución para cualquiera que quiera disfrutar del pleno sabor y aroma de una taza de café sin gastarse una fortuna en que esto se haga realidad. También es ideal para gente que vive en espacios más pequeños y no disponen de un sitio reservado para cafeteras más grandes o cafeteras exprés. Puedes encontrar *pour overs* por un precio tan bajo como diez dólares, o también puedes conseguirlos de mejor calidad por precios más altos, dependiendo de lo que busques.

Para hacer una taza de café *pour over*, en primer lugar tienes que poner el cono de café sobre un recipiente. El cono y el recipiente frecuentemente se venden juntos, pero no siempre. La forma y el estilo del cono, así como el material del que está hecho, puede influir en el sabor del café cuando termine su preparación. Una vez que el cono esté en su sitio, debes ponerle también el filtro. Tienes que comprar el tipo de filtro de papel correcto para el cono que has elegido. Echa sobre tres cucharadas de café molido en el filtro de papel del cono, y verifica que está en el fondo del cono, pero sin estar apelmazado. Calienta agua hasta un poco antes del punto de ebullición, y viértela con cuidado y despacio sobre el café que hay en el filtro. Es mejor empezar echando un poco, pararse y esperar a que el café empiece a echar burbujas, y después seguir vertiendo agua. El café goteará a través del filtro y estará listo para beberse en aproximadamente tres minutos.

Existen diferentes modelos de productos *pour over* entre los que elegir. Dependiendo del material y de la forma que te guste, quizá puedas encontrar algunos con facilidad, mientras que otros pueden ser caros y difíciles de conseguir. Chemex es una opción muy popular entre los aficionados al pour over, pero es un poco más cara que la mayoría de los restantes y necesita un tipo especial de filtro para funcionar correctamente. Sin embargo, si quieres probar la mayor calidad en tu próximo pour over, Chemex es tu opción.

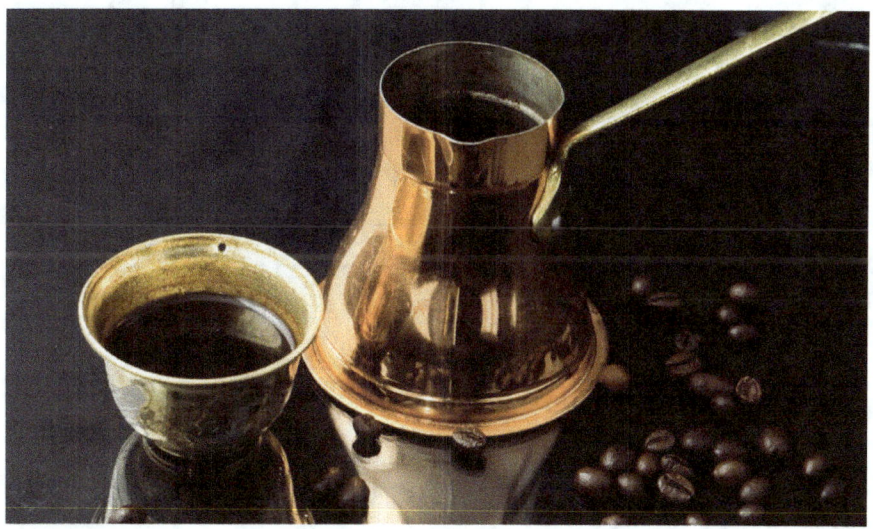

CAFÉ TURCO

El café turco se está popularizando cada vez más en los últimos años, y si nunca lo has probado, es posible que estés deseando tomarte tu tiempo para comprobarlo. Este tipo de café está rodeado de todo un ritual y una cultura, por lo que puede ser bueno para tu valoración de la bebida el que leas algo sobre el trasfondo de su preparación, y conozcas lo que significa para los que han estado bebiéndolo durante siglos. Necesitarás algunos materiales concretos y utensilios para preparar este tipo de café, y puede llevar más tiempo prepararlo que con otros métodos.

Para comenzar, necesitarás un café molido muy finamente. Deberías elegir un café que haya sido tan molido que parezca polvillo o harina. Cualquier otro tipo no va a funcionar. Puedes molerlo por ti mismo or buscar un café ya molido que haya sido etiquetado para ser usado como café turco.

Añade una taza de agua fría y un poco de azúcar en un cazo muy pequeño, y ponlo a calentar a medio gas. Retira el agua caliente tan pronto como empiece a hervir y añádele una cucharada de café molido y una pizca o dos de cardamomo molido. Mézclalo muy lentamente y vuelve a colocarlo al fuego. Déjalo que hierva otra vez, y retíralo del fuego en cuanto empiece a hacer espuma y burbujear por encima. Déjalo reposar por unos segundos y repite el proceso, retirando el café del fuego otra vez cuando empiece a hacer espuma. Echa el café en una taza pequeña y déjalo reposar durante un par de minutos antes de tomártelo. Esto permitirá que los posos se depositen en la parte inferior y hará que el sabor sea también más agradable. No des vueltas al café después de que lo hayas vertido.

CAFETERA EXPRÉS

Las cafeteras exprés solo pueden usarse con café para espresso que haya sido molido para tener la consistencia adecuada para una extracción de espresso. No se puede utilizar para preparar una taza normal de café, e intentarlo puede dañar tu máquina y estropear tu bebida. Si quieres un café espresso, necesitarás una cafetera exprés. Pero si no quieres, es mejor que te ahorres este aparato tan caro y complicado.

Si quieres comprar una cafetera exprés, recuerda que puedes encontrar diferentes modelos y estilos que se adapten a tus necesidades. Una auténtica cafetera exprés es un artilugio grande y muy caro que viene con todos los accesorios necesarios para hacer siempre la extracción perfecta. Sin embargo, es posible encontrar cafeteras más pequeñas que pueden extraer un café espresso o dos a la vez, y es posible que también puedan calentar leche. Estas máquinas son normalmente una riqueza para disfrute de los entusiastas del espresso en casa.

PERCOLADOR Y CAFÉ DE COWBOY

Los aficionados al café tienden a despreciar el percolador como una posible forma de preparar café en casa. Sin embargo, dependiendo del sabor y estilo que estés buscando para tu bebida, esto puede ser exactamente lo que necesitas. Los percoladores eran muy populares hace muchas décadas, pero todavía están disponibles si sabes dónde comprarlos, y pueden ser un accesorio interesante y divertido en la cocina de un fan del café. Comprar un percolador de calidad es importante, ya que algunos son de peor calidad que otros y no te darán el sabor que deseas. Elige un percolador de metal para tener los mejores resultados.

Para percolar café, primero tienes que llenar la parte superior del aparato con agua suficiente para el volumen de café que necesitas. Intenta echar esta medida tan exacta como sea posible para evitar que el café quede o demasiado fuerte o demasiado aguado. Ajusta el filtro al percolador y ponle la cantidad adecuada de café molido —una cucharada por cada 8 onzas o 250 ml de agua. Coloca la parte superior del percolador y cierra la tapa. Pon el percolador sobre el fogón a medio gas hasta que esté muy caliente, sin llegar a hervir. Quizá tengas que ajustar el calor para evitar que hierva el agua o que el café se haga demasiado rápidamente.

Una vez que el agua alcance un punto en el que de vez en cuando vayan apareciendo burbujas, ya está preparado. Apaga el fuego y deja el percolador sobre el quemador caliente durante unos diez minutos (o menos, si prefieres un café más suave). Retira el percolador para que puedas sacar el café del interior. Aunque este proceso puede ser un poco más complicado que otros, es respetuoso con el medio ambiente y es también ideal para las acampadas.

El café del cowboy es muy parecido al café hecho con percolador. Prepara este café echando agua en un cazo para fogón. La cantidad de agua que elijas dependerá de cuánto café quieras tener al final. Déjalo hervir a medio gas, y después remuévelo tan pronto como rompa a hervir. Déjalo reposar durante 30 segundos. Mide dos cucharadas de café por cada taza y añádelas directamente al cazo. Emplea sólo café de molienda fina. Dale vueltas, y déjalo reposar durante dos minutos, y después remuévelo otra vez. Déjalo reposar por otros dos minutos, y después rocía un poco de agua fría sobre la tapa. Viértelo con cuidado para que los posos no caigan a la bebida.

El café del cowboy no es la mejor ni la más deliciosa forma de hacer café, pero algunas personas disfrutan de probar a hacerlo de vez en cuando, sobre todo para salir de la rutina de los métodos más corrientes. Es también una buena opción para las acampadas, ya que solo necesitas fuego y un cazo para hacer una buena taza de café fuerte casi en cualquier lugar.

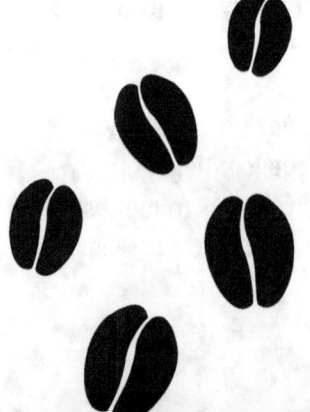
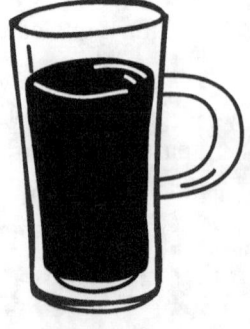

ELEGIR EL AGUA ADECUADA PARA PREPARAR EL CAFÉ

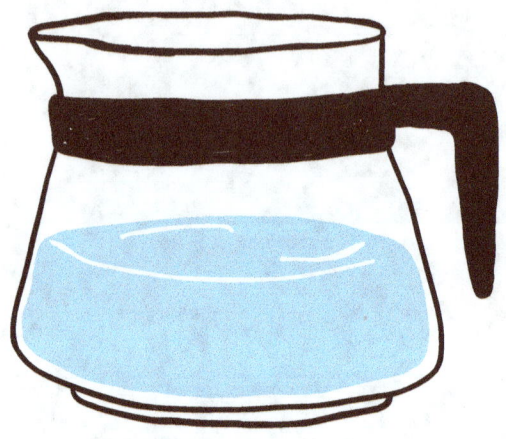

Elegir

Elegir el agua adecuada para preparar tu café es uno de los factores clave para preparar la taza perfecta. Algunos tipos de agua simplemente no sirven para hacer café. Si te interesa hacer una taza de café de la forma recomendada, deberías conocer los diferentes tipos de aguas y las situaciones que te puedes encontrar al hacerlo. No hay nada que te impida preparar un café con agua del grifo, pero hay algunas razones por las que es deberías inclinarte por elegir algo de mejor calidad, un poco más filtrada, antes de que empieces a poner tu café matutino.

AGUA BLANDA O DURA

Agua blanda o dura son dos términos que pueden describir cualquier tipo de agua con un equilibrio de pH distinto del neutro. Es estupendo tener agua con un pH equilibrado, pero gran parte de las veces no es siempre posible por el grifo. La mayoría de los hogares tiene o bien agua dura o blanda, y es importante saber cuál de las dos tiene tu casa antes de decidirte a utilizar el agua de tu grifo para preparar café o no. Las propiedades de estos dos tipos de agua suponen diferentes retos a la hora de hacer café, pero ambos se pueden también corregir. Agua dura es el otro nombre del agua que tiene un alto contenido en minerales.

Esta agua tiene por su naturaleza un pH más alto debido a la presencia de minerales duros, como el magnesio y el calcio. Si el agua fuera solo ligeramente dura, estos minerales podrían ciertamente añadirse a los sabores del café y resaltar un poco más algunos matices. Muchas personas prefieren preparar su café con agua ligeramente dura por esta razón. Sin embargo, si el agua es muy dura, el calcio y el magnesio presentes en ella se incrustarán en tu cafetera exprés o en tu cafetera habitual y pueden causarle daño a lo largo del tiempo.

El agua blanda, por su parte, tiene un pH más bajo y no contiene tantos minerales en su composición. Si tienes en tu casa un descalcificador para ablandar el agua, podría reemplazar estos minerales con sodio. Un exceso de sodio en tu agua descalcificada podría volverla de un sabor un poco salado, lo que puede influir negativamente en el sabor de tu café. Usar sodio en lugar de los minerales del agua dura puede provocar también que el agua —y, por tanto, el café que preparas con ella— tenga un sabor débil y poco atrayente.

Si tienes que elegir entre las dos, un agua algo dura es mejor que la blanda para preparar café.

AGUA DEL GRIFO FILTRADA

El agua del grifo es la peor elección para hacer café, ya que está llena de contaminantes no deseados, sedimentos y otros elementos. No la deberías echar en tu cafetera habitual o en tu cafetera exprés, ya que al final puede causar obstrucciones y dañar el mecanismo interno de tu aparato. En la mayoría de los lugares no es muy saludable consumir agua del grifo sin filtrar al menos alguna de las sustancias que se encuentran en ella.

Usar una jarra con filtro puede ayudarte a contar con agua suficiente para tu cafetera en cualquier momento. Estos filtros pueden quitar el cloro y mejorar el sabor y el olor del agua. Un filtro en el grifo de agua puede quitar algo más y puede ser una mejor opción si haces mucho café, o si quieres beber agua filtrada en su lugar. También puedes optar por instalar un filtro debajo del fregadero para ayudar a mejorar la calidad de todas las aguas que salen de un fregadero concreto.

Finalmente, si realmente quieres mejorar el agua de tu casa puedes instalar un filtro general para el agua doméstica. Estos sistemas de filtrado pueden ser de diversos tipos y pueden quitar muchas impurezas, así como bacterias y sustancias peligrosas que hay en el agua. No son baratos, pero te pueden ayudar a vivir más sano, a la vez que hacen que tu agua sepa mejor. Y si el agua sabe mejor, también tu café —que es ciertamente un buen añadido.

AGUA EMBOTELLADA

El agua embotellada es mejor opción para el café que el agua del grifo. Sin embargo, también hay algunas cuestiones a tener en cuenta cuando intentas elegir el agua embotellada correcta para tus necesidades. Algunas aguas embotelladas pueden ser más alcalinas que otras, y algunas pueden contener más componentes minerales que otras. Algunas no son más que agua del grifo homenajeadas, mientras que otras son aguas de alta calidad cuyo precio bien vale la pena —y también merecen que se las utilice para una taza de café de vez en cuando. Es posible que necesites practicar un poco de ensayo y error para encontrar el agua embotellada correcta.

Nunca deberías usar agua que venga etiquetada como "destilada" o "purificada" para esta finalidad. Elige solo agua que ponga en ella "potable", "de fuente" o "de pozo artesiano". El agua etiquetada como "agua mineral" también suele ser sana. No hace falta decirlo, pero no pongas agua con gas o con sabores en tu café.

AGUA DE ÓSMOSIS INVERSA

La ósmosis inversa es una opción de tratamiento del agua que quita casi todos los minerales del agua destinada a beber. Algunas personas creen que

es una forma mejor de tratar el agua del grifo en casa, pero por desgracia la ósmosis inversa quita del agua también los minerales beneficiosos junto con los nocivos. Esto no solo es perjudicial para tu salud sino que es también malo para tus papilas gustativas, ya que el agua puede volverse desagradable, y puede ser la causa a una taza de café mal preparada. El agua de ósmosis inversa no tiene nada en ella para hacer resaltar los sabores naturales de tu café.

Algunos de los sistemas más elaborados de ósmosis inversa que hay en el mercado devolverán a tu agua los minerales beneficiosos después de quitar los elementos contaminantes. Sin embargo, son muy caros y difíciles de conseguir, por lo que es posible que tu casa no esté provista de uno de estos filtros. Si te estás planteando instalar un filtro de ósmosis inversa y quieres tener algo que sea mejor para ti y para tu café, elige el que devuelve las sales minerales al agua. Recuerda solo que tu café puede ser un poco deficiente si usas este tipo de agua.

Elige solo agua que ponga en ella "potable", "de fuente" o "de pozo artesiano". El agua etiquetada como "agua mineral" también suele ser sana.

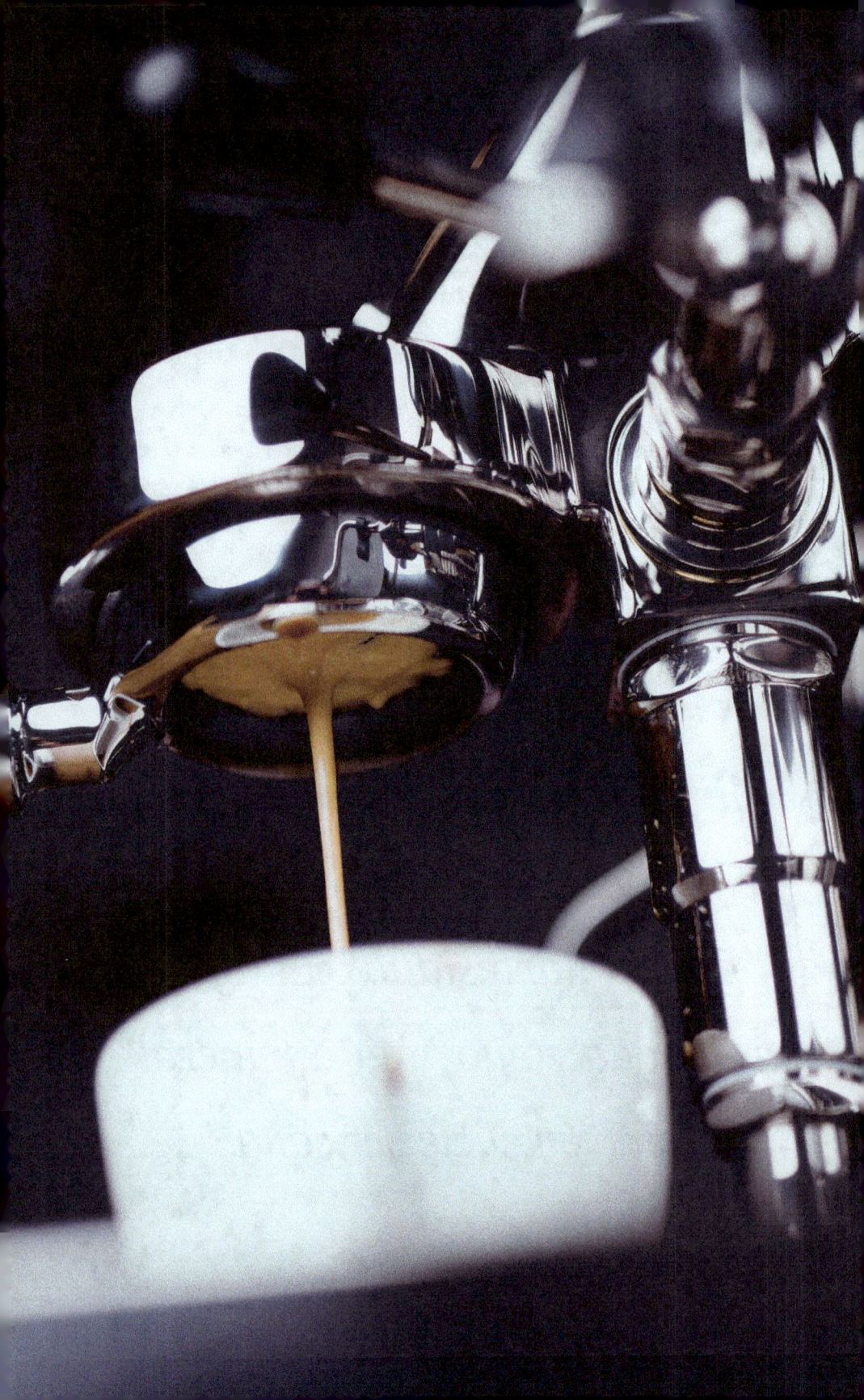

LA EXPERIENCIA DEL ESPRESSO: NO TODOS LOS GRANOS SON IGUAL

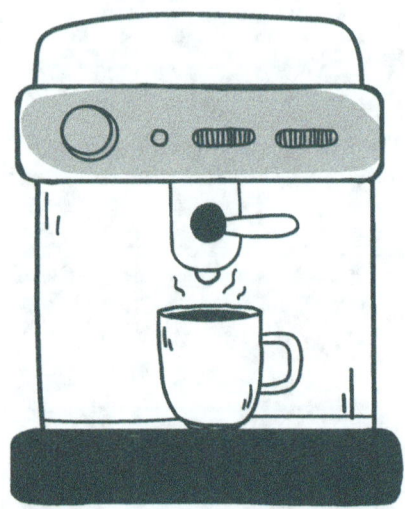

El espresso y el café

—dos de las formas más populares de despertarse, empezar el día, o relajarse y disfrutar de un tiempo de reposo. No importa la forma como hayas elegido tu bebida con cafeína, probablemente tienes tu favorito entre estos dos, ¿verdad? Puede parecer que son muy diferentes el uno del otro pero, en realidad, el espresso y el café tienen también muchas semejanzas. En este capítulo vamos a explorar los caminos en los que difieren estos dos tipos de café, así como la forma de elegir el tipo correcto de espresso para tus bebidas favoritas. También aprenderás cómo preparar un espresso en casa, tanto si prefieres usar una máquina o un *pour over*.

¿EN QUÉ SE DIFERENCIA EL ESPRESSO DEL CAFÉ?

El espresso y el café guardan ciertamente más semejanzas que diferencias, ¡incluso aunque parezca difícil de creer! La mayoría de las diferencias son estéticas, las que afectan al aspecto, el sabor y el aroma del café. Los granos, sin embargo, proceden de la misma planta, como ocurre con los demás tipos de café, y son, efectivamente, el mismo producto. Y en lo que toca a la cafeína, las semejanzas son más fuertes —una ración de café y una ración proporcional de espresso tienen casi el mismo contenido en cafeína. Las cosas son un poco más diferentes entre los dos cuando tienes en cuenta el método de preparación, así como el método de procesamiento. Aquí tienes una lista de algunos aspectos en los que el espresso y el café son diferentes el uno del otro.

El espresso se prepara de una forma muy diferente a como se hace con el café. Existen muchas formas de hacer una taza de café, pero en lo que respecta al espresso, el método debe incluir la velocidad y la presión. Para preparar esta bebida se hace pasar el agua por el café molido espresso rápidamente. Esto es por lo que debes tener una cafetera exprés si quieres hacer un verdadero espresso. Por otro lado, si quieres hacer un *pour over* de café normal, solo tienes que echar agua con cuidado sobre el café molido y dejarle que vaya destilando a la taza.

PUEDES PREPARAR TAMBIÉN UN ESPRESSO CON UN POUR OVER TAMBIÉN, AUNQUE ALGUNOS FANS DEL CAFÉ TE DIRÁN QUE ESO NO ES UN "VERDADERO" ESPRESSO, MIENTRAS QUE OTROS DICEN QUE ES ACEPTABLE. EN REALIDAD, TE TOCA A TI DECIDIR; POR TANTO, BUSCA LA MODALIDAD QUE MÁS TE GUSTE, SIN TENER EN CUENTA LA DISCUSIÓN.

Mientras que el café puede ser molido con distintas consistencias y puede producir muchos tuestes y sabores, el espresso es más específico. Para poder calificarse como espresso (y poder ser así preparado en una cafetera exprés), hay que moler los granos muy finamente y deben tener un tostado fuerte oscuro. Si la molienda es demasiado gruesa, el espresso no alcanzará su pleno sabor y el cuerpo que se supone que tiene. Por otro lado, si es demasiado fino, el café se puede volver demasiado amargo.

SI VAS A PREPARAR UN ESPRESSO CON UN *POUR OVER*, PROBABLEMENTE TE TENGAS QUE IR A UNA MOLIENDA MÁS GRUESA, ALGO DE RANGO MEDIO. ESTO EVITARÁ QUE EL CAFÉ PENETRE A TRAVÉS DEL FILTRO DURANTE EL PROCESO.

Finalmente, el espresso puede usarse en varios tipos de bebidas, mientras que el café solo está destinado a pocas opciones. Se puede disfrutar de un café normal (o con leche y azúcar), americano, o con hielo. No existen realmente otras variantes en cuanto a tipos de bebida que puedes encontrar en el menú de una cafetería. El espresso, sin embargo, se puede utilizar como base de bebidas como cappuccino, macchiatos, flat white, lattes, y muchos otros. El sabor intenso y suave del espresso combina bien con la leche y mantiene bien los sabores, por lo que es más adecuado para estos tipos de bebidas que el café tradicional.

ELEGIR EL ESPRESSO ADECUADO

Elegir un buen café espresso te ayudará a encontrar el sabor con el que disfrutas trabajando. Y cuando elijas los granos adecuados para tu bebida, será también más fácil recorrer el proceso de aprendizaje de la técnica de hacer un espresso. Cuando vayas a la tienda o a la cafetería donde se vende café en grano para espresso, es posible que te sientas sobrepasado al tener que elegir. Sin embargo, una vez que cojas práctica, elegir un buen grano será un abrir y cerrar de ojos.

Ten en cuenta estos consejos cuando vayas a comprar grano para tu espresso:

Todo el café en grano se puede usar para el café por goteo, pero no todo el grano se puede usar para el espresso. Puedes hacer café por goteo usando grano que ha sido etiquetado como espresso. El término "espresso" en un saco de café simplemente significa que el tostadero, el cafetal o la empresa creen que la utilización óptima de ese café en grano es en bebidas espresso. Por el contrario, si tienes un saco de café en grano que no sea espresso, no puedes usarlo en lugar del espresso. Es posible que no avenga bien con el método de preparar el espresso, y quizás sea demasiado débil como para soportar el sabor de la leche.

El origen único es más caro que la mezcla. El café de origen único es cualquier café en grano que viene de un único lugar. Un café de mezcla está hecho a partir de café en grano de más de un lugar. Las mezclas son más baratas porque el grano de la base puede ser de una calidad inferior, o de una opción más económica, mientras que el grano que se emplea para potenciar y aportar sabor pueden ser de mayor calidad. No hay nada malo en usar cualquiera de estas opciones, pero es importante que elijas el que te guste más. Aunque el café de origen único es más popular entre los cafés normales, las mezclas son todavía la opción para salir del paso con el espresso en la mayoría de las situaciones.

Hay muchas sombras en el café de tueste oscuro. El hecho de que un café sea oscuro no hace de él un espresso. Sin embargo, el espresso debe ser oscuro. Puedes elegir normalmente un grano oscuro que esté en el rango más claro del espresso, si quieres, pero las opciones más oscuras te proporcionarán unos resultados más audaces y aromáticos. La elección te corresponde a ti, pero recuerda que los tuestes medio y suave no funcionarán en absoluto.

El sabor intenso y suave del espresso combina bien con la leche y mantiene bien los sabores, por lo que es más adecuado para estos tipos de bebidas que el café tradicional.

Con sabor o sin sabor, te toca a ti decidir. Algunos cafés en grano para espresso presentan aromas, mientras que otros van a tener el único sabor

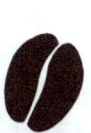
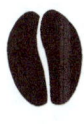

de los granos mismos. No hay nada malo en elegir un grano con sabor, si lo deseas. Sin embargo, recuerda que el espresso tradicional no se hace con grano con sabor, por lo que es importante que elijas el tipo adecuado para la bebida y la situación. No te olvides también de que muchos cafés con sabor no tienen un tueste oscuro.

CÓMO PREPARAR UN ESPRESSO

El mejor método y el más conocido para preparar un espresso es usar una cafetera exprés. Algunas de estas cafeteras son eléctricas y automáticas, mientras que otras son manuales. Algunas están conectadas a la conducción del agua, mientras que otras te dejan la tarea de llenar el depósito cada vez que quieres extraer un café. Existen tantas diferencias entre las cafeteras exprés que es importante que te leas el manual de instrucciones de la tuya. Esto te ayudará a comprender los entresijos del funcionamiento de tu propia máquina, así como a realizar su mantenimiento.

Lee estas instrucciones para aprender a hacer una extracción de espresso utilizando el modelo más corriente de cafetera exprés.

» Precalienta la cafetera exprés sobre media hora antes de su tiempo. Aprovecha este tiempo para rellenar de agua la máquina si fuera necesario y para revisar si está el filtro en su sitio.

» Tira un chorro de agua para precalentar el equipo y enjuaga la boquilla.

» Retira el filtro y ponlo en una balanza digital alimentaria. Pon a cero la balanza. Echa siete gramos de café espresso molido en el filtro.

» Con un tampón, presiona el café espresso dentro del filtro para "sellarlo".

» Coloca el filtro en el cabezal de la cafetera exprés, y después enciende la cafetera.

- » Si tu máquina no es automática, tendrás que vigilar con cuidado. Detén la extracción del espresso a los 20 segundos para tener los mejores resultados.

- » Tu espresso puede volverse ligeramente de color rubio cuando detienes la extracción. Cuando se termina, será oscuro en la parte inferior y tendrá crema en la parte superior. La crema es una parte pequeña y espumosa que puedes ver cuando miras a un espresso, similar a la espuma de la cerveza.

- » Si prefieres tu espresso como *pour over*, el método no es tan distinto de hacer un café *pour over*. Recuerda, sin embargo, que llevará más tiempo esperar a que se haga tu espresso de esta forma, y que algunos tipos de espresso en grano pueden no ser lo suficientemente fuertes como para ser utilizados en bebidas de café con base de leche si lo haces por medio de *pour over*.

Sigue estas instrucciones para preparar una taza caliente de espresso usando el método menos corriente de pour over.

- » Calienta el agua hasta los 200 grados Farenheit (sobre 90°C). Humedece ligeramente el filtro.

- » Elige una molienda que sea la indicada para pour over en lugar de la molienda indicada para cafeteras exprés.

- » Añade el café molido al filtro y vierte agua suficiente como para cubrirlo. Dale vueltas con cuidado.

- » Espera a que el agua termine de burbujear, y entonces empieza a echar agua en el centro del café molido, extendiéndolo hacia el exterior en círculos. Continúa haciendo esto durante tres minutos.

- » Tu espresso *pour over* debería ya estar listo para beber. Date cuenta de que no verás la crema cuando hagas un espresso de esta forma.

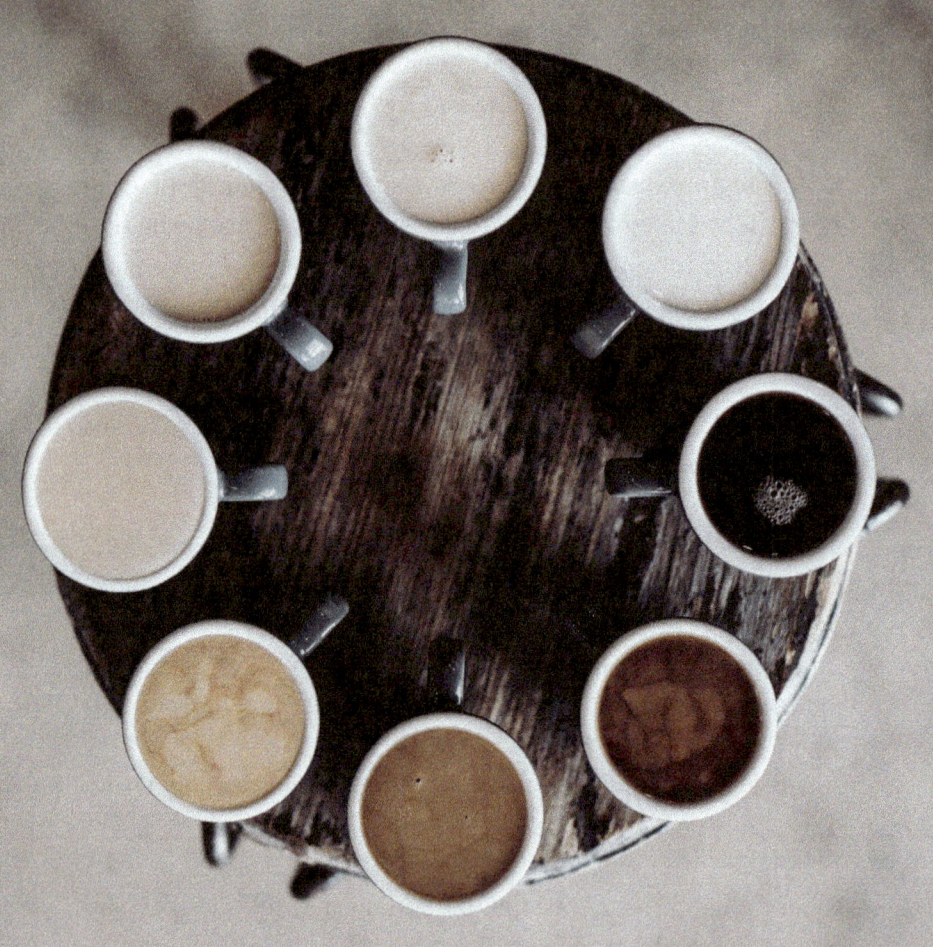

COMBINAR EL Espresso Y LA LECHE

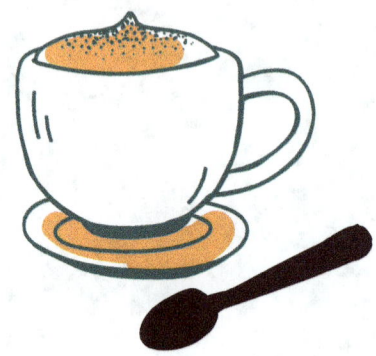

Una vez que hayas aprendido la forma correcta de preparar tu espresso en tu cafetera exprés, ya es hora de que empieces a familiarizarte con las bebidas basadas en este café. Puedes empezar aprendiendo los principios básicos que componen cualquier bebida de espresso. Tendrás que perfeccionarte en el arte de hacer la perfecta extracción para una bebida determinada, pero también tendrás que comprender cómo manejas los componentes lácteos en estas bebidas. En este capítulo aprenderás a combinar la leche y el espresso de diversas maneras para crear algunas de tus bebidas de café favoritas sin tener ni siquiera que dejar el confort de tu propia casa.

LATTES

La quintaesencia de las bebidas calientes hechas a partir del espresso es el latte. Si alguna vez has ido a una cafetería para tomar una bebida especial, es muy probable que hayas probado ya antes el *latte*. Tanto si eres un especialista en el *latte* como si vas a vivir tu primera experiencia con él, puedes aprender a preparar uno fácilmente siguiendo estas instrucciones.

Un *latte* contiene más leche que cualquier otro tipo de bebida basada en el espresso. Tradicionalmente está hecho con leche entera o con un 2% de materia grasa; pero, dependiendo de tus preferencias y de tus necesidades de salud, puedes hacerlo con cualquier tipo de leche, incluso con leche de soja o almendras. Al *latte* se le conoce en otras partes del mundo como *café au lait o grand crème*.

Para empezar, usa tu cafetera exprés para hacer una extracción simple de espresso. No hay necesidad de precisar una extracción más larga o más corta, a menos que quieras hacerla; una extracción tradicional funcionará bien. Echa la extracción directamente en la taza que estés usando.

Si vas a usar algún tipo de sirope con sabor, es ahora cuando lo tienes que incorporar. Para una ración simple de *latte* es mejor echar una o dos porciones de sirope a menos que quieras una bebida increíblemente dulce.

También puedes añadir azúcar en este momento y dejarla que se disuelva en el espresso caliente. Intenta no remover mucho la extracción de espresso. Si fuera posible, sin embargo, no uses azúcar granulada, sino que emplees azúcar de caña líquida. Esto mejorará el sabor y la consistencia del latte.

A continuación, pon leche suficiente en la jarra de vapor de tu cafetera exprés para calentar una cantidad equivalente a dos extracciones. Puedes añadir más si empleas una taza grande, pero no te excedas demasiado o la bebida tendrá sabor a leche con un ligero sabor a café.

Calienta la leche hasta que las microburbujas comiencen a formarse. Oirás como el sonido de un papel que se rasga cuando estés usando el grifo de vapor de tu cafetera exprés; entonces continúa por un par de segundos más.

Usa una cuchara grande para retirar las burbujas mientras echas la leche vaporizada directamente sobre la extracción de espresso y el sirope en tu taza.

Usa la misma cuchara para retirar las burbujas de espuma de la jarra y de la parte superior de la bebida.

Si vas a añadir latte art, deja las burbujas en la parte superior y vete directamente al art.

Si quieres hacer un *flat white* en vez del latte tradicional, puedes seguir estas instrucciones con pequeñas variantes. Cuando vaporices la leche, intenta sacar las menos burbujas posibles, y cuando eches la leche en la taza y sobre el espresso, hazlo de forma cuidadosa y lenta de tal forma que veas un punto blanco de leche en la parte superior de la bebida. Esta es la firma auténtica del *flat white*.

CAPPUCCINOS

Los norteamericanos, y sobre todo los que toman su café y su espresso en grandes cadenas de café en lugar de cafeterías locales tienen una idea equivocada de lo que realmente es un cappuccino. Algunas personas creen que un cappuccino es más o menos lo mismo que un latte, pero esto no es cierto. Un capuccino puede estar hecho de leche vaporizada y espresso, como un *latte,* pero aquí es donde acaban los parecidos. Una de las mayores diferencias es el peso de la bebida; si sopesas un latte y un cappuccino en tazas del mismo tamaño, el cappuccino será un poco más ligero de peso.

Tradicionalmente los cappuccinos son bebidas golosas hechas con leche entera o nata espesa. Sin embargo, puedes hacerlos con cualquier tipo de leche que prefieras, por lo que no debes sentirte limitado por esto, a menos que quieras disfrutar de una experiencia más auténtica. La clave para un verdadero cappuccino es obtener una gran cantidad de espuma de leche, que es lo que lo distingue de cualquier otra bebida derivada del espresso. Tienes que formar una micro espuma en la parte superior de la leche vaporizada, que se quedará ligeramente sobre el líquido de tu taza para darte una experiencia burbujeante y deliciosa.

Los cappuccinos se hacen con una base de una extracción doble, por tanto tendrás que preparar dos extracciones de espresso para empezar con esta bebida. Si tienes una cafetera exprés pequeña que solo puede hacer una extracción cada vez, junta las dos tan rápido como te sea posible para que no se estropee antes de que puedas empezar a disfrutarlos.

Pon la doble extracción de espresso en una taza de tamaño adecuado.

Vierte 4 onzas (120 ml) de leche en la jarra de vapor y prepara tu grifo de vapor. Coloca el grifo de vapor en la leche un poco alejada del fondo de la jarra y comienza a vaporizar.

Casi inmediatamente, saca el grifo de vapor hasta colocarlo justo debajo de la superficie de la leche y vaporiza hasta que tengas espuma suficiente como para doblar la cantidad de leche que hay en la jarra. Estás buscando que la espuma tenga pequeñas microburbujas, pero si tienes burbujas más grandes, también está bien.

Usa una cuchara para retirar toda la espuma de la parte superior de la leche y ponla en la taza sobre la extracción doble. Debe ser lo suficientemente ligera como para quedarse en la parte superior de la bebida sin deshacerse inmediatamente.

Para un cappuccino verdadero y tradicional no tendrás que añadir más leche. La espuma comenzará a fundirse en el espresso y creará el equilibrio perfecto.

Un verdadero cappuccino no contiene azúcar ni edulcorante. Por supuesto, puedes añadir edulcorante a las extracciones de espresso si quieres, pero ya no será un modelo de bebida tradicional si lo haces. Si prefieres añadir edulcorante, usa sirope líquido o azúcar de caña líquida y añádele una pequeña cantidad a la doble extracción de espresso antes de que eches sobre él la leche vaporizada.

MACCHIATOS

Es un poco menos conocido, pero una bebida todavía popular derivada del espresso es el macchiato. Como el cappuccino, la versión norteamericana de este clásico es muy distinta del original. Un verdadero espresso macchiato italiano está hecho con una o dos extracciones de espresso coronado con una pequeña cantidad de leche vaporizada. No se le añade nada más, y la edulcoración es una opción que no está contemplada si haces una versión tradicional de la bebida. Es una buena elección para cualquiera que disfrute de un espresso muy fuerte y un poco amargo y necesite un estimulante rápido con un poco de cafeína. El otro nombre de esta bebida es *caffé macchiato*.

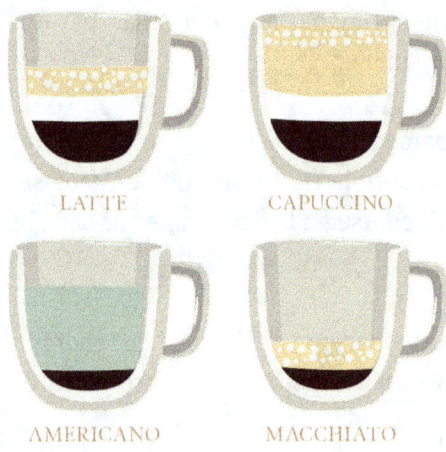

La versión norteamericana del macchiato es muy distinta. Este cambio en la versión clásica básicamente da la vuelta al desorden tradicional de esta bebida y modifica su estratificación. También se considera algo fino e incluso recomendado para endulzar o edulcorar un macchiato estilo norteamericano. Como las dos versiones son muy diferentes la una de la otra, te daremos instrucciones sobre cómo hacer los dos estilos de macchiato. De esta forma podrás probarlo por ti mismo y decidir cuál prefieres —y cuán purista del espresso eres en realidad.

HACER UN ESPRESSO MACCHIATO TRADICIONAL

» Pon una o dos extracciones de espresso en una taza pequeña para espresso o en una jarra. Algunos recomiendan usar extracciones de espresso *affogato* o corto para que el café sea más dulce de forma natural, pero otros no lo hacen. Esta elección te corresponde a ti.

» Vaporiza una pequeña cantidad de leche en la jarra de vapor. Usa leche al 2% o entera para una opción tradicional o quédate con otros tipos favoritos, si lo prefieres.

» Echa una pequeña cantidad de leche en las extracciones de café de tu taza. Busca una ratio de 2 a 1, con más espresso que leche. No lo edulcores ni le añadas sabor.

HACER UN MACCHIATO AMERICANO

» Empieza echando dos extracciones de espresso y déjalas aparte.

» Vaporiza leche suficiente como para llenar la taza o la jarra que has elegido. Busca obtener una buena cantidad de espuma en la parte superior, pero no vayas acercándote a los niveles de espuma del cappuccino.

» Si vas a endulzar o darle sabor a la bebida, echa primero el sirope o el edulcorante en el fondo de la jarra.

» Echa la leche y la espuma en la jarra.

» Echa con cuidado las dos extracciones de espresso encima de la espuma de la leche. No será visible en la parte superior, pero verás dos "puntos" de espresso donde los hayas vertido. Este es el aspecto que estás buscando.

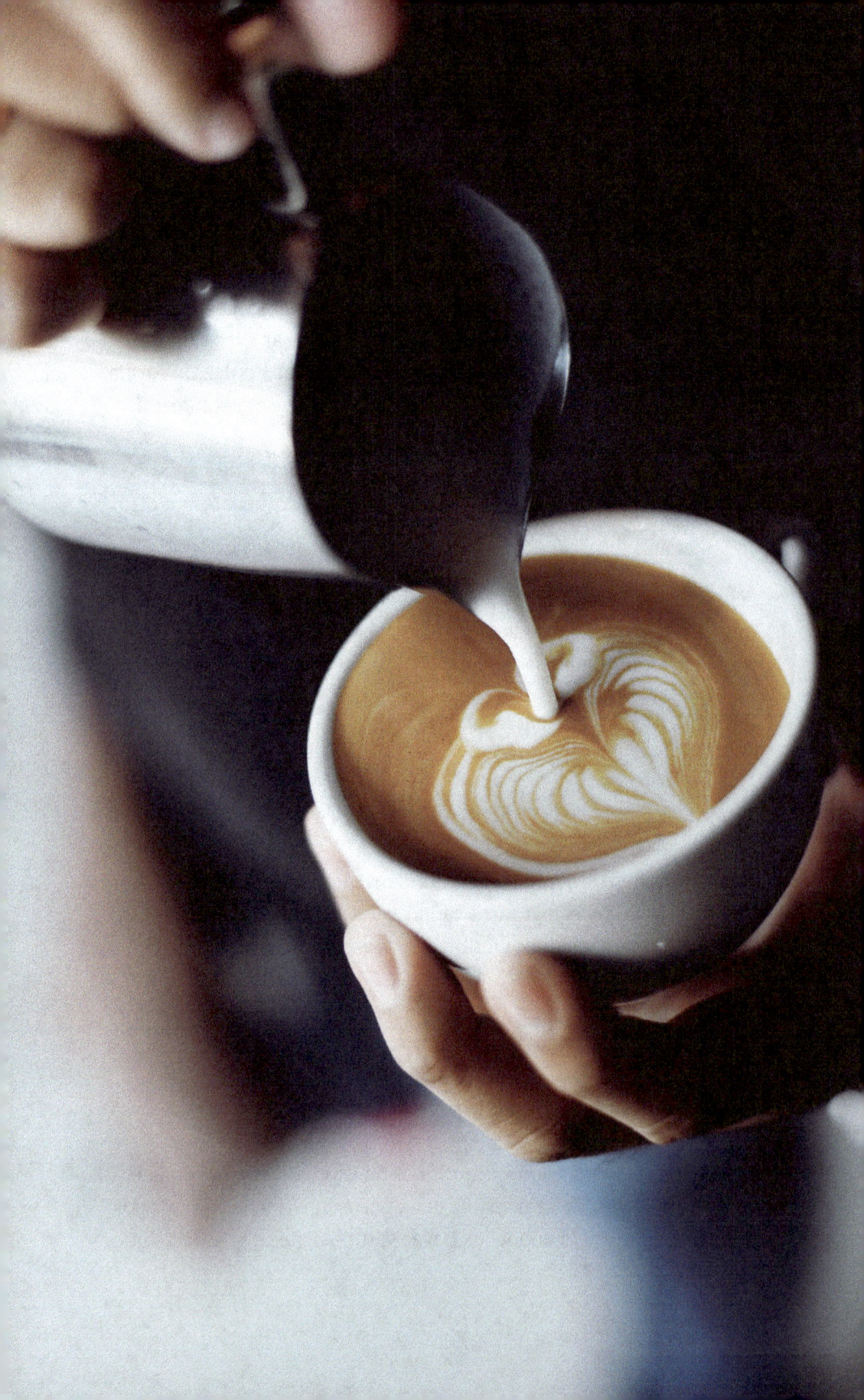

CÓMO HACER LATTE ART

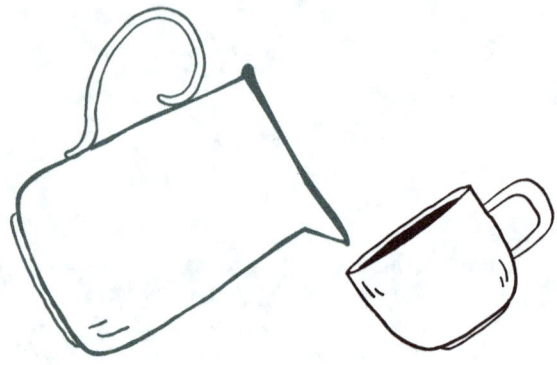

¿Has estado alguna vez en una cafetería

en la que el barista haya dibujado un corazón perfecto, una mariposa, o un par de alas en tu café? ¿Has visto alguna vez intrincados diseños de latte art en fotos online? ¿Te has dado cuenta alguna vez del latte art, y te has sorprendido a ti mismo deseando saber cómo hacerlo? No te preocupes. No es muy difícil adquirir práctica en hacer diseños de latte, y una vez que comprendas cómo hacer un latte tradicional de forma correcta, estarás ya a medio camino. En este capítulo te daremos algunos consejos que tendrás que saber para hacer bellos latte marcados por el arte.

LO QUE NECESITAS

No necesitas mucho para iniciarte en la magia del latte art. Tan pronto como tengas acceso a los ingredientes adecuados y a una máquina que pueda hacer extracciones de espresso y vaporizar leche, ya estarás preparado para sumergirte en el proceso creativo en nada de tiempo. Tómate tu tiempo para practicar el latte sin arte en un primer momento, y así estarás mejor preparado para hacer bellos diseños en poco tiempo.

Espresso. No puedes empezar a hacer latte art sin empezar con el espresso, ya que el café tradicional simplemente no podrá soportarlo.

Leche vaporizada. De forma ideal, obtendrás leche vaporizada con un grifo de vapor, pero también puedes hacerla en el fogón si tienes experiencia en hacerlo sin quemarla. Con leche entera, nata o leche al 2% se hacen mejores latte art que con otras, pero puedes usar la leche que prefieras.

Usa tazones grandes y amplios. Necesitarás algo lo suficientemente grande como para alojar la bebida y, al mismo tiempo, para dejarte sitio para hacer tus creaciones y diseños.

Palillos de dientes, palillos chinos o cualquier otra cosa que tenga una forma similar. Estos instrumentos te ayudarán a remover suavemente la leche en la taza como la necesitas para crear el arte que estás buscando. Intenta usar objetos de madera con el fin de no entorpecer el sabor del espresso con el plástico o el metal.

Práctica. Nadie lo hace perfecto la primera vez, por tanto ten paciencia contigo mismo cuando estés aprendiendo. Es posible que tengas que hacer unos cuantos lattes antes de hacerte con la técnica del latte art, por tanto ¡diviértete!

Acuérdate de echarla rápidamente para dejar que la leche se mueva de la forma que quieres, pero no tan rápido que la hagas chapotear en el espresso.

Mantén la jarra de leche cerca de la bebida mientras la estás virtiendo, pero no tan cerca como para que la jarra arañe la espuma.

DISEÑOS SENCILLOS PARA PROBAR EN CASA

Aquí tienes unos diseños sencillos de latte art que puedes intentar por ti mismo. Por supuesto, existen otros estilos más complicados en los que querrás profundizar cuando termines de aprender a hacer estos, pero es una buena idea empezar con lo pequeño e ir avanzando poco a poco. Aunque el latte art no es un gran reto, requiere cierta habilidad, y necesita poco tiempo de aprendizaje. Recuerda que solo el espresso y la leche vaporizada se pueden usar para hacer latte art.

Corazón. El clásico diseño de latte art, el corazón, es uno de los más sencillos de aprender. Empieza echando leche adelante y atrás para hacer un círculo grande en el centro de la bebida. Después, mueve la leche rápidamente hacia adelante para crear una línea recta que divida la forma del corazón en la parte superior y haga el punto en la parte superior. Este movimiento rápido puede ser costoso, por tanto prueba hasta que salga bien.

Otra variante del diseño del corazón implica hacer muchos corazones pequeños alrededor del borde de la taza. Para hacer esto, echa un poco de leche cerca del borde del tazón y para tan pronto como te des cuenta de un punto blanco en la parte superior. Repite el proceso varias veces alrededor del perímetro del tazón. Arrastra un palillo de dientes o un palillo chico por los puntos de forma rápida para hacer las divisiones dentro de los corazones, y añade los puntos en la parte inferior de cada uno.

Hoja. Este diseño sencillo es también otra buena elección para los principiantes. Echa leche despacio de un lado a otro de la taza, creando bandas conforme vas moviéndote de un lado a otro del tazón. Al final, divide el diseño con un con un vertido rápido en la mitad, como se hace en el diseño del corazón.

Flor. Este es un poco más difícil, pero es un buen diseño intermedio del latte art. Empieza echando leche en la bebida, a una pulgada o así del borde de la taza. Cuando estés a la mitad de este proceso, comienza a mover la leche de un lado para el otro, abriéndote camino hacia el lado opuesto del tazón. Este movimiento puede requerir cierta práctica, y toda está en tu muñeca. Intenta no pasarte haciendo movimientos amplios con el brazo, y podrás tener un mejor control de la leche.

CONSEJOS ÚTILES

Perfeccionarse en el latte art lleva su tiempo, pero hay unos cuantos consejos que puedes tener en cuenta para hacer que esta experiencia transcurra con un poco más de suavidad. Recuerda lo que viene a continuación cuando te sorprendas a ti mismo luchando o simplemente pretendiendo mejorar tu diseño de latte.

Calentar tu tazón con agua caliente (y echarla después) antes de añadir el espresso puede ayudarte con tus diseños de latte art. Esto ayudará a que el espresso y la leche se mantengan calientes y fluya más suavemente cuando los viertas. Adicionalmente, también es bueno para mejorar el sabor y el aroma de la bebida.

Elige una leche espesa, como la leche entera o la nata, mientras estás aprendiendo. Puedes hacer latte art con leche al 2%, o desnatada, de soja, u otras, pero es más fácil aprender con leches más espesas. Perfecciónate en el arte de vaporizar leche antes de intentar el latte art. Querrás una leche que sea suave y aterciopelada, y tienes que ser capaz de verterla sin dejar que la espuma se meta en la bebida. Un poco de espuma está bien, pero demasiado afectaría a la forma como se derrama la leche y se deposita en la taza, y esto puede dificultar o imposibilitar hacer latte art.

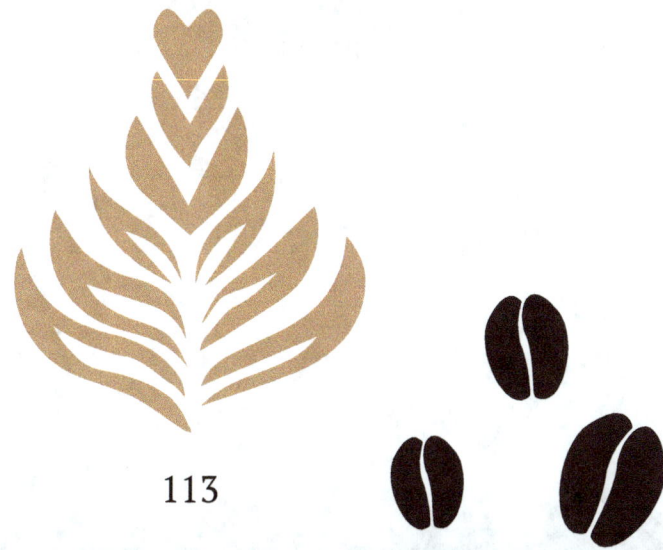

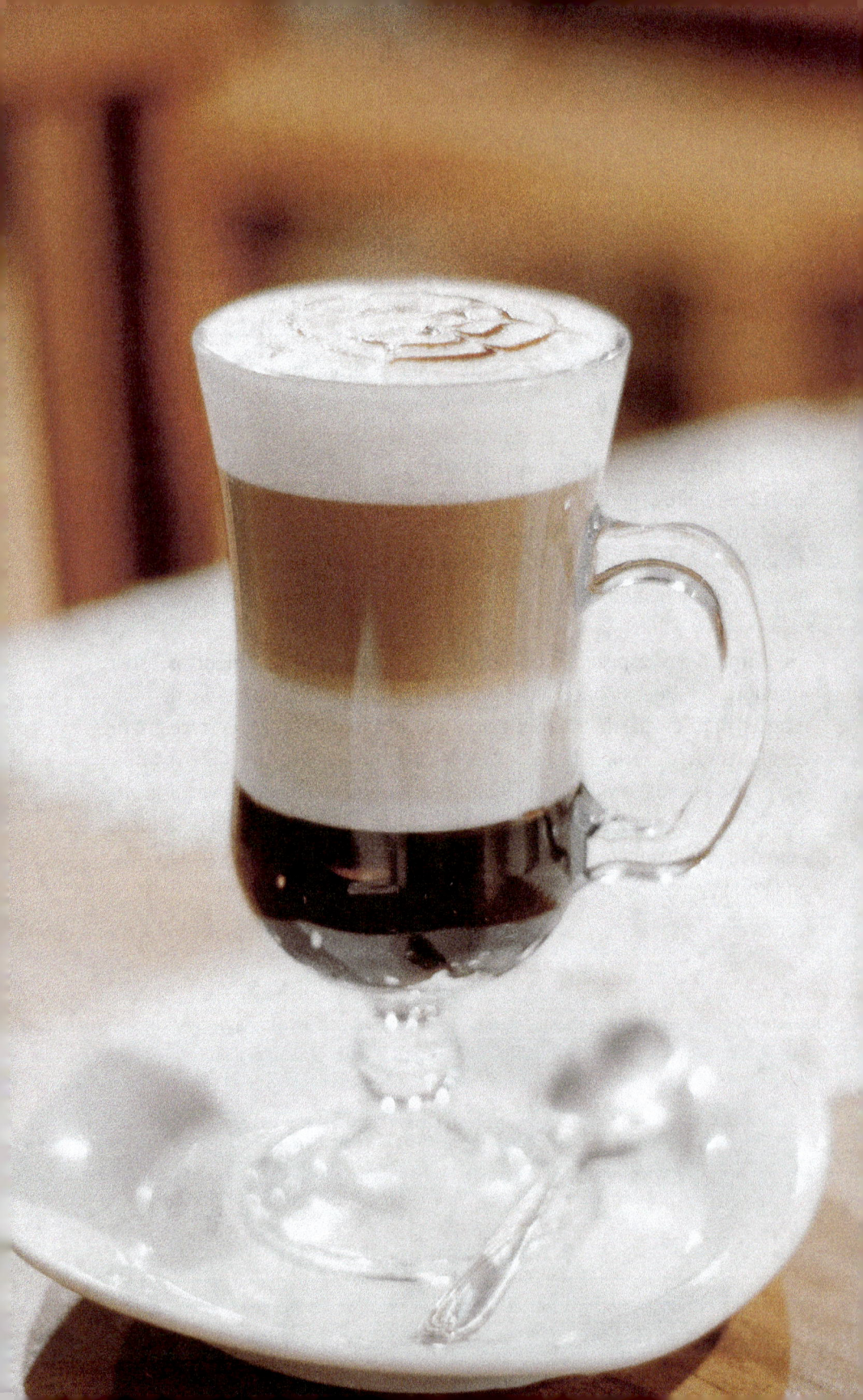

AMPLIANDO LOS HORIZONTES

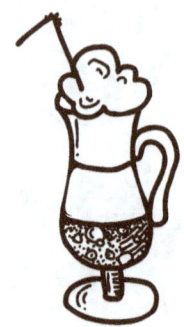

Ahora que ya has explorado

todo lo que hay que saber sobre el café —desde el cultivo al tostadero, desde la preparación hasta dar lugar a otras bebidas— es hora de ir un poco más allá de la norma y considerar otros caminos que podrías recorrer en el consumo del café y del espresso en tu vida diaria. Tanto si estás buscando una nueva forma excitante de ensayar una bebida de café, como si quieres empezar a trabajar con los sabores del espresso, tenemos unas cuantas sugerencias que te pueden ayudar a empezar.

BEBIDAS A PARTIR DEL CAFÉ

El café y el espresso pueden no ser más que las tradicionales bebidas calientes y rápidas que ya conoces y quieres. Ten en cuenta estas opciones para ayudarte a encontrar un buen encaje para tus necesidades únicas de café, y no tengas miedo de jugar un poco con ellas para crear algo verdaderamente inspirado y original.

Café helado (Iced coffee). Esta es una de las formas más fáciles y corrientes de salirse del café normal. Es muy fácil de hacer, ya que todo lo que necesitas es enfriar el café a una cierta temperatura, y derramar sobre el hielo. Sin embargo, es también fácil tomar las proporciones equivocadamente. Conforme se va derritiendo el hielo en el café, el agua irá aguando la bebida y puede hacer que tenga un sabor más bien desagradable. Por esta razón se recomienda normalmente usar café fuerte para ponerle hielo, y algunas empresas y vendedores ofrecerán mezclas específicas encaminadas también a ese objetivo.

Corbata negra (*Black Tie*). Esta bebida de café se conoce también como Té tailandés con hielo. Es una bebida muy poderosa con un gran contenido en cafeína. La bebida se prepara hirviendo agua y echando una mezcla de tés tailandeses con azúcar durante unos pocos minutos. Mientras el té se infusiona, prepara un vaso lleno hasta casi arriba de hielo. Añade una cucharada de leche condensada y una extracción de espresso al hielo del vaso. Échale el té por encima y dale el toque final con otras dos cucharada de algún producto lácteo —leche entera o nata, para obtener mejores resultados. Remuévelo hasta que toda la bebida se quede bien mezclada.

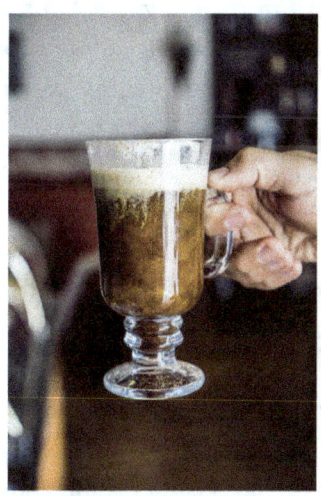 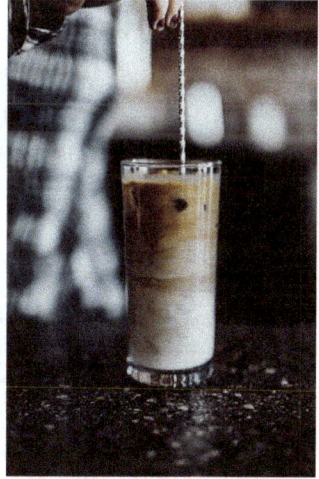

Té chai latte (*Chai tea latte*). Un té chai latte puede ser muchas cosas, pero todas son muy parecidas. En algunos casos, la gente usa la expresión "latte chai" para referirse a una bebida que está hecha de infusionar té chai en leche vaporizada, sin ningún café añadido. Sin embargo, hablando técnicamente, esta bebida debería hacerse con una extracción de café normal que se le echa al final removiendo todo para darle un sabor picante y amargo. Algunas cafeterías utilizan una extracción de espresso en lugar del café normal, y a esto se le llama "chai sucio" (*dirty chai*).

Ojo rojo (*Red eye*). Este es otro tipo de bebida fuerte y estimulante, llamado así por su alto contenido en cafeína y la consecuencia de que te preparará para un desplazamiento o vuelo con los ojos rojos. La bebida es sencilla, pero tiene un toque. Se hace con una taza de café normal —casi siempre de tueste oscuro, pero cualquier tueste es bueno— con una extracción de espresso que se le echa al final. El usuario es quien decide si necesita azúcar o leche.

Café irlandés (*Irish coffee*). El verdadero café irlandés es algo más que solo café y alcohol mezclados, pero esta es la idea general. Para hacer un café irlandés, primero hay que calentar un tazón con agua caliente y vaciarlo. Echa en él café caliente y recién hecho hasta llenar tres cuartos del tazón. Remueve en él una cucharada de azúcar moreno y después añade un chorrito de whiskey irlandés, removiendo todo con cuidado para que se disperse por toda la bebida. Finalmente, dale el toque final poniéndole crema espesa a la bebida.

Café de mezcla / frappé (*Blended coffee / frappé*). Quizá esta bebida no atraiga mucho a los puristas del café, pero lo cierto es que las bebidas de café de mezcla frío son muy populares. Estas bebidas se hacen normalmente echando leche, café o espresso, hielo y saborizantes en una licuadora, y dejándole que haga magia. Tienen una consistencia como de batido, pero no exactamente. Dependiendo de las preferencias de la persona que lo beba, estas bebidas pueden cambiarse y variarse de muchas formas.

POSTRES A PARTIR DEL CAFÉ

Cuando adoras el sabor del café y no puedes tomarlo mucho, quizá te gustaría probar a hacer algunos postres que incorporan café o espresso como ingredientes. Prueba las opciones que tienes más abajo para buenos principiantes, y luego adéntrate más para descubrir formas interesantes de incorporar el café a tus placeres para después de comer.

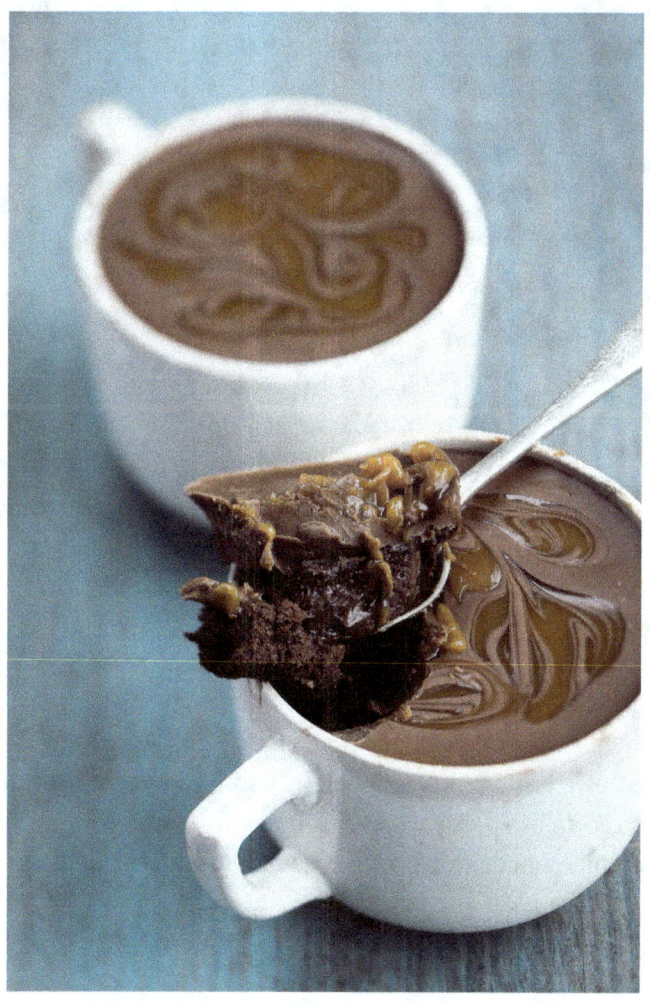

Tiramisú. Este es el clásico postre de café, y es posible que ya lo hayas probado. Este placer goloso se hace con soletillas (que son parecidas al bizcocho) empapadas en café para darles un sabor distinto. Estos bizcochos con café se disponen en capas con el queso mascarpone endulzado, y todo el conjunto se corona con virutas de cacao. Es un postre muy conocido y apreciado que tiene muchas variantes, y tú mismo puedes darle tu toque, rediseñarlo, y hacerlo a tu gusto.

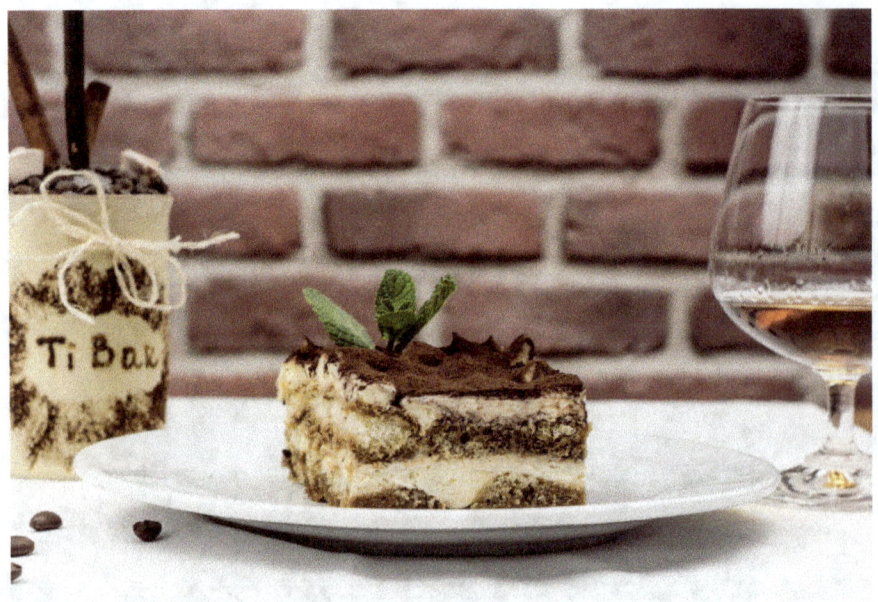

Brownies de espresso (Espresso Brownies). ¿Te gusta el sabor de los brownies? ¿Te gustaría hincarles el diente? ¡Pues imagínate añadirle espresso a la mezcla! Los brownies de espresso pueden ser una forma deliciosa, rica y complaciente de juntar café y chocolate al mismo tiempo. Resulta sencillo cambiar la receta de la mayoría de los brownies para incorporar el espresso, pero también puedes encontrar recetas específicas hechas a propósito.

Trufas de moca (Mocha Truffles). **Las trufas de moca son trufas de chocolate que incorporan espresso o café como ingrediente. Usar un tipo de café en tu trufa puede darles a estos dulces un sabor y un aroma diferente que añade capas de interés al postre, en vez de confiar todo al chocolate.**

Mousse de café (Coffee mousse). **Por último, pero no en último lugar, piensa en hacer un mousse de café si quieres algo ligero y esponjoso pero tocado del sabor del café. Puedes hacer mousse de café rociando gelatina sobre café frío e incorporándole nata montada y huevos batidos. Es el mismo procedimiento que para otros tipos de mousse, pero utilizando el café como componente líquido.**

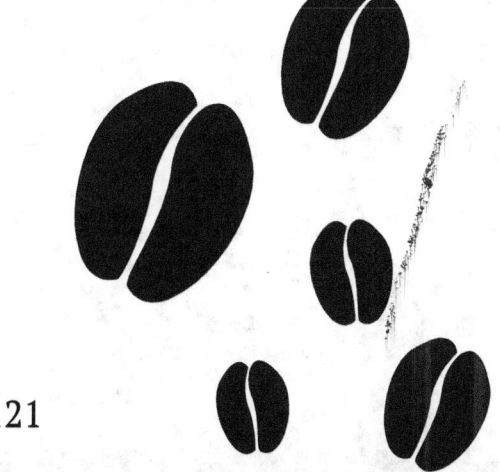

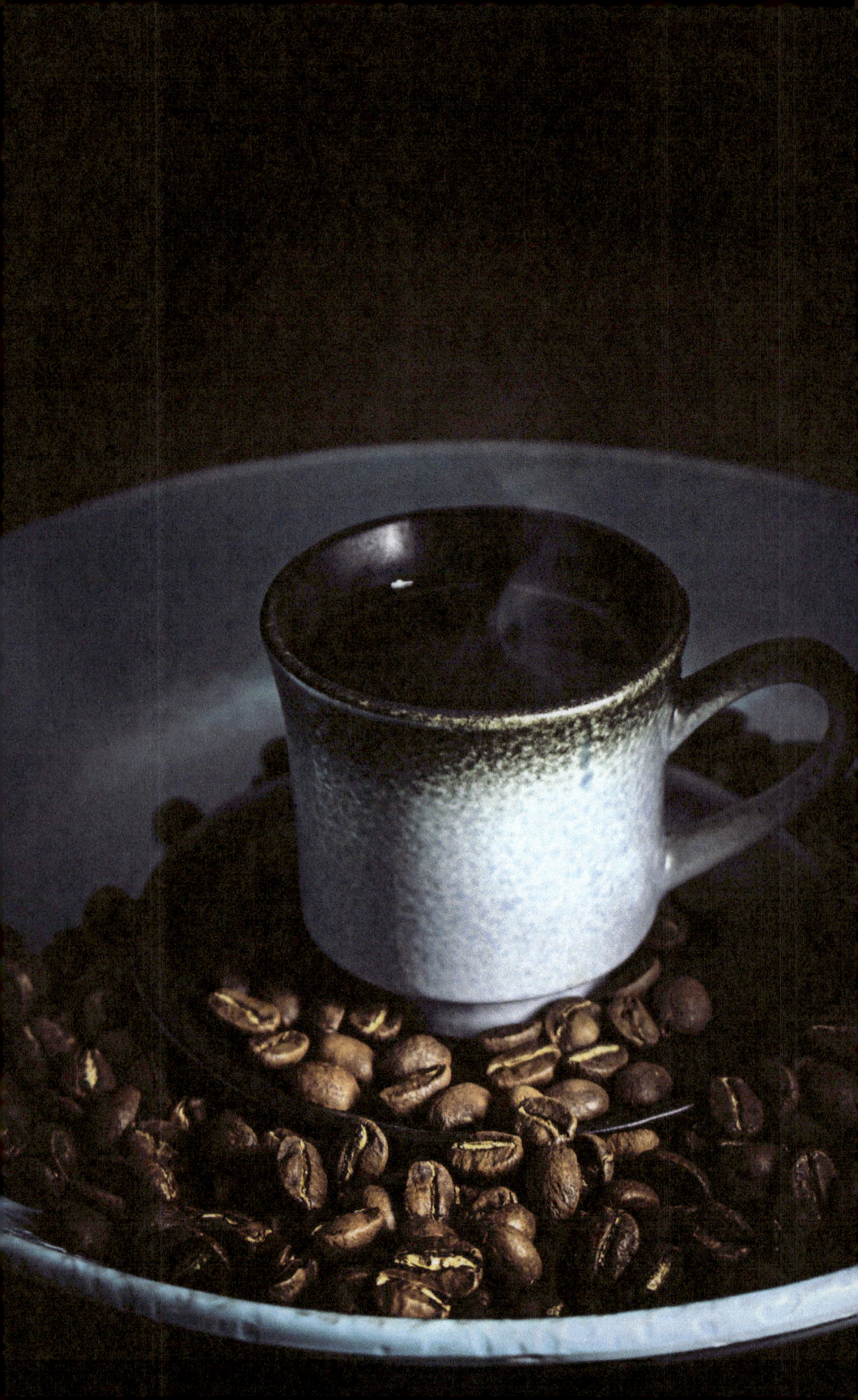

CONCLUSIÓN

El mundo del café es vibrante y excitante. Comprender toda la experiencia del café te puede ayudar a disfrutar de esta bebida como nunca antes lo habías hecho. Saber cómo comprar y elegir el café, así como saber de dónde viene y lo que se necesita para cultivarlo puede mejorar tu capacidad de tomar mejores decisiones a la hora de la compra. Y, sobre todo, aprender cómo hacer diferentes bebidas —desde el tueste, la molienda y la preparación en tu propia casa— te permite crear bebidas que querrías sorber una y otra vez. Ahora que ya has ampliado tu conocimiento de esta bebida clásica, ¡ya puedes compartir tu pasión por el café con tu familia y tus amigos!

2020

www.ingramcontent.com/pod-product-compliance
Lightning Source LLC
Chambersburg PA
CBHW071248070526
44583CB00017B/2375